成人スチル病
診療ガイドライン

2017年版［2023年 Update］

編集 厚生労働科学研究費補助金難治性疾患等政策研究事業
自己免疫疾患に関する調査研究班

診断と治療社

口絵カラー

症例写真（本文に登場する写真を含む）を示す.

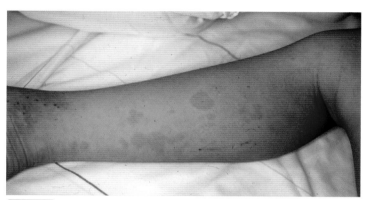

口絵1　ASD にみられる典型的リウマトイド疹（定型的皮疹）1
[p. 29, 図1]

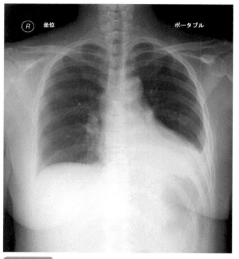

口絵2　左胸水, 心肥大（胸部単純 X 線）
（帝京大学 河野　肇教授よりご提供）

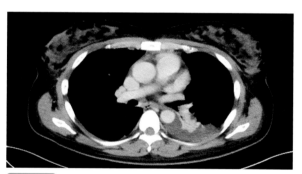

口絵3　左胸水（胸部造影 CT）（口絵2と同一症例）
（帝京大学 河野　肇教授よりご提供）

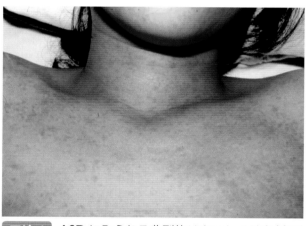

口絵4　ASD にみられる典型的リウマトイド疹（定型的皮疹）2：前頸部から前胸部
（医療法人社団高邦会 大田明英先生よりご提供）

口絵5　ASD にみられる典型的リウマトイド疹（定型的皮疹）3
（筑波大学 藤本 学教授よりご提供）

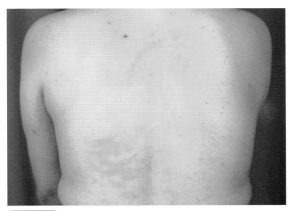

口絵6 非典型的皮疹（蕁麻疹様の紅斑）
（筑波大学 藤本 学教授よりご提供）

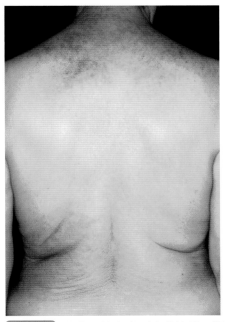

口絵7 非典型的皮疹（皮膚筋炎に類似した皮疹）
（筑波大学 藤本 学教授よりご提供）

2023 年 Update の発刊にあたり

　成人スチル病（adult Still's disease：ASD）は，成人発症スチル病（adult-onset Still's disease：AOSD）と全身型若年性特発性関節炎（systemic juvenile idiopathic arthritis：sJIA）の成人移行例を包含した呼称で，1971 年に初めてその存在が報告された．ASD は比較的新しい疾患として，2015 年 1 月から指定難病の 1 つに登録されている（2022 年 11 月現在）．

　2017 年に出版された『成人スチル病診療ガイドライン 2017 年版』は，Minds に準じた方式で作成されたこともあり，Minds の認めたガイドラインの 1 つとして高い評価を受けた．その後，この 5 年間での治療の進歩は目まぐるしく，特に生物学的製剤であるトシリズマブが本疾患に対して適用承認を取得したこと，海外において有効性が示されている薬剤も将来わが国で使用される可能性も高まったことから，現在のエビデンスを追記する必要がでてきた．2017 年に本ガイドラインは初めて公表されてから比較的短期間であるものの，最近の高質な知見を最新のガイドラインに反映させるべく，マイナーチェンジである補遺版として，三村俊英分科会長に全体指揮を引き続きお願いして改訂を行うこととなった．

　今回は，これまでガイドラインに携わった執筆者の方々に加え，新たに血管炎班と自己免疫班合同でシステマティックレビュー（SR）担当者の育成を図るプロジェクト公募にて SR 担当者を選抜し，コクランジャパンから派遣された講師の指導を受け，本ガイドライン補遺版作成の一員として参画していただいた．作成委員会内での討議の結果，最終的に新規クリニカルクエスチョンが 3 つ加わり，1 つが発展的に削除となり，計 27 個の CQ で構成された Update 版が完成し，日本リウマチ学会，日本小児リウマチ学会でのパブリックコメントを経て，両学会の承認を得て，このたび書籍として発刊する運びとなった．本疾患診療の現場に，有益で大切な情報がもたらされ，本疾患で苦慮されている患者さんに恩恵が与えられたら，研究班代表者としては本望である．

　最後に，マイナーチェンジとはいえ，最新のエビデンスを収載した『成人スチル病診療ガイドライン 2017 年版［2023 年 Update］』の作成・編纂にご尽力いただいた，三村俊英先生をはじめとした執筆者の皆様に深く御礼を申し上げたい．

2022 年 11 月吉日
厚生労働科学研究費補助金難治性疾患等政策研究事業
自己免疫疾患に関する調査研究班　研究代表者
東京医科歯科大学大学院医歯学総合研究科生涯免疫難病学講座 教授
森　雅亮

2023 年 Update の序文

　『成人スチル病診療ガイドライン 2017 年版』は，厚生労働科学研究費補助金難治性疾患等政策研究事業自己免疫疾患に関する調査研究班（前研究代表者：筑波大学名誉教授　住田孝之先生）によって進められ，2017 年に発刊された．希少疾患である成人スチル病（その多くは成人発症スチル病）の診療ガイドラインは，世界的にみても類のないもので，この内容の概要はその後，日本リウマチ学会の英文誌である Modern Rheumatology 誌にも掲載され，全世界に向けても情報発信した．『成人スチル病診療ガイドライン 2017 年版』が，多くの方々にご利用いただいていると聞き，少しでも皆様のお役に立てているのであれば一同の喜びである．それと同時に，臨床の現場でこの 2017 年版診療ガイドラインが使われていることに関しての重い責任も改めて実感した．

　ところで，近年の医学の進歩には目を見張るものがあり，成人スチル病の治療においても同様で，『成人スチル病診療ガイドライン 2017 年版』が出版されてから 5 年が経過した現在，新たな治療薬がわが国で承認され，さらに複数の薬剤が治験中である．診療において最適な医療を提供するうえでの拠り所である診療ガイドラインも，進歩に応じて改訂されるべきであることはいうまでもなく，この度『2023 年 Update』を発刊することになった．内容として，改訂を要する部分と改訂は不要と考える部分を選別し，IL-6 と IL-1 に関した 2 つのクリニカルクエスチョン（CQ）を改訂し，新たに 1 つの CQ を加えることとした．この過程で，2017 年版の CQ のうち CQ24 は今回も推奨を提供できるエビデンスが得られないためにこれは削除し，CQ21 と CQ22 は参考資料として重要な内容を含むために削除せず「旧 CQ21」および「旧 CQ22」として色調を薄くして残すこととした．このようにして，『成人スチル病診療ガイドライン 2017 年版［2023 年 Update］』が完成した．本診療ガイドライン作成にあたっては，新型コロナウイルス感染症の拡大が大きく影響したが，そのようななかにあって，東京医科歯科大学の森雅亮教授（厚生労働科学研究費補助金難治性疾患等政策研究事業自己免疫疾患に関する調査研究班研究代表者）のご理解のもと，2017 年版作成メンバー，上記厚生労働省自己免疫に関する調査研究班成人スチル病分科会メンバー，および日本リウマチ学会若手中心のシステマティックレビューチームの尽力によって完成に漕ぎ着けた．また，日本医学図書館協会診療ガイドラインワーキンググループをはじめ多くの方々のご協力があったことも特記したい．そして，発刊に向けて最後まで忍耐強く支援いただいた「診断と治療社」のスタッフにも感謝する．

　この新たな診療ガイドラインがさらに多くの方々に役立ち，より良い成人スチル病診療が進むことで患者さんやご家族・ご関係の方々に幸せが訪れることを願ってやまない．

2022 年 11 月吉日

厚生労働科学研究費補助金難治性疾患等政策研究事業

自己免疫疾患に関する調査研究班　成人スチル病分科会　会長

埼玉医科大学　副学長

埼玉医科大学医学部リウマチ膠原病科　教授

三村俊英

2017年版の発刊にあたり

「症例数が少なく，原因不明で，治療方法が確立しておらず，生活面への長期にわたる支障がある疾患」に対して，2015年1月1日より「難病の患者に対する医療等に関する法律」が施行され，医療費助成が行われた.

古くは，1972年より「難病対策要綱」を基準に，原因の究明や治療法の確立などを目指し，研究班を設置し，臨床調査研究分野，横断的研究分野，重点研究分野，指定研究を設け，研究事業を実施しており，さらに2009年度より，厚生労働省は難治性疾患政策研究事業対象疾患以外の疾患についても，研究奨励分野を設け，診断法の確立や実態把握のため，調査・研究を行ってきた. このような大きな流れにより，難病に対する診療体制の整備や，2015年には難病指定医の指定がなされ，効果的な原因解明，そしてそれに対する治療方法の開発促進が図られることとなった.

指定難病の対象疾患数は，従来の56疾患から増加し2017年4月には330疾患にまで大幅に拡大され，同時に，診断基準による認定と重症度分類による重症度評価が医療費補助に必須条件となった. 成人スチル病（ASD）は，2015年1月から新たに指定難病に認定されている. 厚生労働科学研究費補助金難治性疾患等政策研究事業自己免疫疾患に関する調査研究班で新たに重症度スコアを作成し，7項目について点数化された. 重症度の合計が3点以上であれば重症と認定された. 治療薬は，副腎皮質ステロイドや免疫抑制薬の薬物療法が中心である. しかし，その使い方は標準化されておらず，スタンダード医療の制定が必須となった. 同班ASD分科会（三村俊英分科会長）を中心とした診療ガイドライン作成委員により「診療ガイドライン」が新たに作成されるに至った.

Minds 2014年に準じて，27個のクリニカルクエスチョン（CQ）を選定し，キーワードを基に世界中の論文を検索し，エビデンスレベルの分類，推奨グレードを決定するという作業が粛々と進められた. 作成されたガイドライン案は，HP上でパブリックコメントを求め，最終版は，日本リウマチ学会，日本小児リウマチ学会の承認を得て，極めて公共性の高いメッセージとなった.

本診療ガイドラインは，3年間におよぶ委員の研究成果の結集であり，今後，世界のASD診療を標準化していくうえでも，必携の診断・治療指針となろう.

2017年11月吉日

厚生労働科学研究費補助金難治性疾患等政策研究事業
自己免疫疾患に関する調査研究班　前 研究代表者
筑波大学医学医療系内科（膠原病・リウマチ・アレルギー）　教授

住田孝之

2017年版の序文

　成人スチル病（ASD）の診療ガイドラインがついに日の目をみることになった．

　ASD は，日本に 5,000 人程度の罹患者がいると推定されている稀少疾患で指定難病である．世界的にみても稀少疾患であり，治療法に関してランダム化比較試験（RCT）のようなエビデンスレベルの高い報告はない．そのため，海外も含めて ASD のガイドラインは存在せず，治療に関しては経験的に行われるレベルであった．当時の厚生労働科学研究費補助金難治性疾患等政策研究事業自己免疫疾患に関する調査研究班（研究代表者：筑波大学住田孝之教授）において，2010〜2011 年に ASD の全国疫学調査を行い Modern Rheumatology 誌上で公表した（Asanuma YF, et al.）．その結果も参考に同班において ASD の活動性スコアを作成した．それとともに，世界的にも例のない ASD の診療ガイドラインを住田教授のご指導のもと，同班 ASD 分科会を中心とした作成組織において新たに作成することになった．

　ASD は，不明熱の代表的疾患で，リウマチ性疾患に属する原因不明の非感染性・非悪性疾患である．その名称は，小児のスチル病（現在は，全身型若年性特発性関節炎（JIA）とよばれる）とよく似た成人期の疾患で，成人に発症したスチル病という名称で報告されたことに由来する．この成人発症スチル病（AOSD）と全身型JIA 罹患後成人期を迎えた成人期のスチル病患者とを併せて，ASD と総称することから，本診療ガイドラインは，AOSD に加えて全身型 JIA に関しても理解が必要と考えてスコープに含むこととした．

　ASD は，副腎皮質ステロイドが奏効すると一般的に考えられていることから内科系の非リウマチ専門医が診療する場合が多く（上記疫学調査では，ASD 推定患者率は，リウマチ専門医診療：内科系非リウマチ専門医診療＝ 1.3：1 であった），さらに非内科系医師（整形外科系医師など）が診療することも皆無ではない．その一部は，診療ガイドラインの非存在下では，鑑別・除外診断が不十分か副腎皮質ステロイド治療抵抗性に対する対応が不完全であったため，さらには重症化したため，途中でリウマチ専門医の常勤する施設に転送されている．また，実際の治療法に関しては，上記疫学調査において導入治療として保険適用を有する副腎皮質ステロイド単独治療が行われたのは 50％に過ぎなかった．残りの 50％には副腎皮質ステロイド大量間歇治療（ステロイドパルス療法）および免疫抑制薬や生物学的抗リウマチ薬などが使用されていた．免疫抑制薬や生物学的抗リウマチ薬は ASD には承認されていない（保険適用がない）薬剤である．なんらかの理由で使用されていた訳であるが，これらの薬剤は国内外でのエビデンスを有する，ASD 患者にとっては有用な治療である可能性がある．

　本診療ガイドラインは，日本で広く使用されている Minds の診療ガイドライン作成法に準拠して作成しており，クリニカルクエスチョン（CQ）に答える形で記載する推奨文の根拠は，広く海外の論文を含めてシステマティックレビュー（SR）を行った結果のエビデンスを優先していることから，本診療ガイドラインにて推奨している内容は日本の保険適用にそっていない場合もある．保険適用がない場合には本診療ガイドラインの本文中に明確にその事実を記載しており，本診療ガイドラインは保険適用がない薬剤を使用するように積極的に進めているわけではない．ただし，実臨床の現場で使用されているのであればエビデンスとしてその根拠を明確に示す必要があるし，今後近い将来に保険適用を取得する可能性もあるので，このような形で本診療ガイドラインを作成した．公表前にはパブリックコメントおよび関連学会にも広く意見を求め，透明性の高いものとした．

　本診療ガイドラインの作成は，SR の支援をしてくれた方々，論文検索をお願いした特定非営利活動法人日本医学図書館協会診療ガイドライン作成支援サービスワーキンググループの方々，執筆者の同僚や家族など，多くのアノニマスの方々の力に支えられました．ここに，作成者を代表して感謝の意を表します．

　多くの方々の総力の結集である本診療ガイドラインが，専門医をはじめとして診療に関わる医師，メディカルスタッフ，専攻医，研修医，医学生および医療系の学生，非医療職で患者と触れ合う方，患者およびご家族の方，そして一般の方など，多くの方々にとって ASD に関する標準的診療を理解する最良の書となることを祈念しています．

2017 年 11 月吉日

厚生労働科学研究費補助金難治性疾患等政策研究事業

自己免疫疾患に関する調査研究班　成人スチル病分科会　会長

埼玉医科大学リウマチ膠原病科　教授

三村俊英

目　次

第1章　作成組織・作成経過

第2章　スコープ

第3章　推　奨

第4章　公開後の取り組み

第5章　付　録　（（株）診断と治療社 HP（http://www.shindan.co.jp/）にて閲覧可能）

1 クリニカルクエスチョン設定表

2 エビデンスの収集と選定（CQ1～27）

4-1　データベース検索結果

4-2　文献検索フローチャート

4-3　二次スクリーニング後の一覧表

4-4　引用文献リスト

4-5　評価シート（介入研究）

4-6　評価シート（観察研究）

4-7　評価シート（エビデンス総体）

4-8　定性的システマティックレビュー

4-9　メタアナリシス（行った場合のみ）

4-10　SR レポートのまとめ

4-4　引用文献リスト（採用論文のみ再掲）

3 外部評価のまとめ

2023 年 Update で加えた新しい CQ は 19，22，23 となります．今回加えた新 CQ は Minds の最新版のテンプレートに準拠したために 2017 年版のものとは表記方法が若干異なっております．ご了承いただけますと幸いです．

2023年Update 執筆者一覧

診療ガイドライン作成委員会

●委員長（五十音順）

三村　俊英　　埼玉医科大学医学部リウマチ膠原病科

●委　員（五十音順）

太田　晶子　　埼玉医科大学医学部社会医学
大田　明英　　佐賀大学名誉教授
岡本　奈美　　大阪医科薬科大学医学部医学科泌尿生殖・発達医学講座小児科学教室
金子　祐子　　慶應義塾大学医学部リウマチ・膠原病内科
川口　鎮司　　東京女子医科大学内科学講座膠原病リウマチ内科分野
川畑　仁人　　聖マリアンナ医科大学リウマチ・膠原病・アレルギー内科
木原　まり　　東京医科歯科大学膠原病・リウマチ内科
河野　肇　　　帝京大学医学部内科学講座
河野　正憲　　東京大学医学部附属病院アレルギー・リウマチ内科
近藤　裕也　　筑波大学医学医療系膠原病リウマチアレルギー内科学
鈴木　翔太郎　聖マリアンナ医科大学リウマチ・膠原病・アレルギー内科
武井　修治　　鹿児島大学医学部小児科
多田　芳史　　佐賀大学医学部膠原病・リウマチ内科
辻　　英輝　　京都大学医学部附属病院免疫・膠原病内科
西本　憲弘　　大阪リウマチ・膠原病クリニック
房間　美恵　　宝塚大学看護学部成熟看護学講座成人看護学分野
藤本　学　　　大阪大学大学院医学系研究科皮膚科学
舟久保　ゆう　埼玉医科大学医学部リウマチ膠原病科
松井　利浩　　国立病院機構相模原病院臨床研究センターリウマチ性疾患研究部
和田　琢　　　埼玉医科大学医学部リウマチ膠原病科

厚生労働科学研究費補助金難治性疾患等政策研究事業自己免疫疾患に関する調査研究班

森　　雅亮　　東京医科歯科大学大学院医歯学総合研究科生涯免疫難病学講座

承認学会

日本リウマチ学会
日本小児リウマチ学会

2017年版執筆者一覧

診療ガイドライン作成委員会

●委員長 (五十音順)

住田	孝之	筑波大学医学医療系内科（膠原病・リウマチ・アレルギー）
三村	俊英	埼玉医科大学リウマチ膠原病科

●委　員 (五十音順)

岩本	雅弘	自治医科大学アレルギー・リウマチ科
太田	晶子	埼玉医科大学医学部社会医学
大田	明英	医療法人社団高邦会*（佐賀大学医学部看護学科）
岡本	奈美	大阪医科大学小児科
沖山	奈緒子	筑波大学医学医療系皮膚科
金子	駿太	筑波大学医学医療系内科（膠原病・リウマチ・アレルギー）
川口	鎮司	東京女子医科大学附属膠原病リウマチ痛風センター
河野	肇	帝京大学医学部内科学講座リウマチ・膠原病グループ
近藤	裕也	筑波大学医学医療系内科（膠原病・リウマチ・アレルギー）
髙崎	芳成	順天堂大学医学部附属順天堂越谷病院
高橋	広行	筑波大学医学医療系内科（膠原病・リウマチ・アレルギー）
武井	修治	鹿児島大学小児科*（鹿児島大学医学部保健学科）
西本	憲弘	東京医科大学医学総合研究所難病分子制御学部門
藤本	学	筑波大学医学医療系皮膚科
舟久保	ゆう	埼玉医科大学リウマチ膠原病科
三森	明夫	岩手県立中央病院腎臓リウマチ科参与*（国立国際医療研究センター膠原病科）
横澤	将宏	筑波大学医学医療系内科（膠原病・リウマチ・アレルギー）

　　　　　　　＊：2017年当時の所属，（　　　）は班研究時の所属．

承認学会

日本リウマチ学会

日本小児リウマチ学会

協力者 (五十音順)

飯田	美智子	筑波大学医学医療系内科（膠原病・リウマチ・アレルギー）
堀川	真紀	筑波大学医学医療系内科（膠原病・リウマチ・アレルギー）

ガイドラインサマリー

CQ 番号	CQ	推 奨	推奨の 強さ
1	ASD に特徴的な熱型はあるか	1日1〜2回の39℃以上のスパイク状の発熱が特徴であると提案する．	弱い
2	ASD に特徴的な皮膚所見はあるか	（1）ASD では，発熱と一致して出現する，サーモンピンク色で平坦な即時消退紅斑性皮疹と，出現消退をしない持続性の紅斑が特徴的な皮疹であり，皮疹の有無が診断感度を上昇させると提案する．	弱い
		（2）持続性の紅斑は，病理学的に表皮角化細胞壊死の特徴的な所見があるため，皮膚生検を行うことを提案する．	弱い
3	ASD の関節症状の臨床的特徴はあるか	多関節炎をきたし，膝，手，足関節に好発し，手根関節や手関節に骨びらんや骨癒合・骨性強直をきたすことが多いことを提案する．	弱い
4	小児期発症例（全身型若年性特発性関節炎）における臨床的特徴はあるか	診断時に重要な臨床症状は，発熱（98〜100%），皮疹（67.9〜100%），関節炎（88〜100%）であり，関節炎は，膝関節，足関節に多い傾向があり，一部の症例ではマクロファージ活性化症候群を合併する特徴を有すると提案する．	弱い
5	ASD の診断，鑑別に有用な血液検査所見はあるか	血清 CRP 上昇，赤血球沈降速度亢進，白血球数（10,000/μL 以上），好中球数（80% 以上），血清フェリチン（基準値上限の5倍以上），肝逸脱酵素上昇，血清 IL-18 上昇を特徴的検査所見として提案する．	弱い
6	ASD の活動性評価に有用な血液検査所見はあるか	ASD の活動性評価には，CRP，赤血球沈降速度，フェリチン，白血球数，好中球数，肝逸脱酵素が有用で，これらを用いて総合的に評価し，血清 IL-18 を活動性，重症度推定の参考とすることを提案する．	弱い
7	ASD で認められるリンパ節腫脹に対するリンパ節生検は有用か	リンパ節生検は悪性リンパ腫や感染性リンパ節炎の除外診断に意義があると提案する．	弱い
8	小児期発症例（全身型若年性特発性関節炎）において特徴的な血液検査所見はあるか	小児期発症例（全身型若年性特発性関節炎）においては，血清フェリチン，可溶性 CD25（可溶性 IL-2 受容体），IL-18 の上昇を特徴的検査所見として提案する．	弱い
9	ASD に合併する臓器障害にはどのようなものがあるか	ASD に合併する臓器障害として，肝障害，心膜炎，胸膜炎，間質性肺炎，消化器障害，腎障害を考慮することを推奨する．	強い
10	ASD に合併するマクロファージ活性化症候群の臨床的特徴はなにか	マクロファージ活性化症候群の臨床的特徴として，汎血球減少，脾腫，フェリチン高値，中性脂肪高値を推奨する．	強い
11	ASD に合併する薬剤アレルギーの臨床的特徴はなにか	ASD においては，関節リウマチと比較して薬剤副作用が多い可能性があるが，薬剤アレルギーとしての臨床的特徴はないとすることを提案する．	弱い
12	小児期発症例（全身型若年性特発性関節炎）に合併する臓器障害・病態にはどのようなものがあるか	小児期発症例（全身型若年性特発性関節炎）の臓器障害としては，肝障害，漿膜炎がしばしばみられ，重篤になり得る合併症としてマクロファージ活性化症候群に伴う臓器障害を考慮することを推奨する．	強い
13	小児期発症例（全身型若年性特発性関節炎）のマクロファージ活性化症候群において早期診断に有用な所見はあるか	小児期発症例（全身型若年性特発性関節炎）に合併するマクロファージ活性化症候群では，早期より高熱，肝障害，血球減少，フェリチン高値，IL-18 高値や可溶性 CD25（可溶性 IL-2 受容体），CD163 高値がみられ，これらを含めた診断基準があることを提案する．	弱い
14	非ステロイド性抗炎症薬は ASD に対して有用か	軽症の ASD 患者で臨床症状緩和を目的とした非ステロイド性抗炎症薬投与を提案する．	弱い
15	副腎皮質ステロイド全身投与は ASD に対して有用か	ASD の臨床症状および病態の改善を目的とした副腎皮質ステロイド全身投与を推奨する．	強い

CQ番号	CQ	推奨	推奨の強さ
16	ステロイドパルス療法はASDに対して有用か	重篤な臓器障害を有するASDの臨床症状および病態の改善を目的としたステロイドパルス療法を推奨する.	強い
17	メトトレキサートはASDに対して有用か	副腎皮質ステロイド抵抗性の難治性ASDにおいて，臨床症状と病態の改善および副腎皮質ステロイド減量効果を目的としたメトトレキサート併用投与を推奨する.	強い
18	シクロスポリンはASDに対して有用か	メトトレキサートが禁忌であるか，副腎皮質ステロイドおよびメトトレキサートで十分な治療効果が得られないASDにおいて臨床症状の改善を目的とした治療選択肢の1つとして，シクロスポリン併用投与を提案する.	弱い
🆕19	ステロイド抵抗性ASDに対して，メトトレキサートとシクロスポリンのどちらが有用か	副腎皮質ステロイド抵抗性ASDに対して，メトトレキサートとシクロスポリンはどちらも有用な治療選択肢として提案する.	弱い
20	疾患修飾性抗リウマチ薬は，ASDの関節炎に対して有用か	メトトレキサートが禁忌であるか，副腎皮質ステロイドおよびメトトレキサートで十分な治療効果が得られないASD患者の関節炎に対して，個々の患者のリスクとベネフィットを考慮した疾患修飾性抗リウマチ薬の追加併用を提案する.	弱い
21	TNF阻害薬はASDに対して有用か	TNF阻害薬は治療抵抗性のASDに対して有用な治療薬の選択肢の1つとして提案する.	弱い
🆕22	治療抵抗性ASDに対して，IL-6阻害薬と免疫抑制薬のどちらが有用か	治療抵抗性ASDに対して，IL-6阻害薬と免疫抑制薬はどちらも有用な治療選択肢として提案する.	弱い
旧21	IL-6阻害薬はASDに対して有用か	IL-6阻害薬は治療抵抗性のASDに対して有用な治療薬の選択肢として提案する.	弱い
🆕23	治療抵抗性ASDに対して，IL-1阻害薬と免疫抑制薬のどちらが有用か	治療抵抗性のASDに対して，IL-1阻害薬は免疫抑制薬よりも有用であると提案するが，本邦における使用実態を考慮して選択する必要がある.	弱い
旧22	IL-1阻害薬はASDに対して有用か	IL-1阻害薬は治療抵抗性のASDに対して有用な治療薬の選択肢として提案する.	弱い
24	TNF阻害薬，IL-6阻害薬，IL-1阻害薬以外にASDに対して有用な生物学的製剤は存在するか	TNF阻害薬，IL-6阻害薬，IL-1阻害薬以外にASDに対して有用な生物学的製剤として，アバタセプトおよびリツキシマブを提案する.	弱い
25	ステロイドパルス療法は全身型若年性特発性関節炎に対して有用か	ステロイドパルス療法は，特に従来治療に抵抗性を示す症例や病態の早期抑制に有用であることを提案する.	弱い
26	全身型若年性特発性関節炎において有用な免疫抑制薬はあるか	(1) 従来治療抵抗性を示す全身型若年性特発性関節炎において，シクロスポリンの併用は関節症状，発熱，炎症病態，特にマクロファージ活性化症候群の病態抑制，副腎皮質ステロイド減量において，有用であることを提案する.	弱い
		(2) 従来治療抵抗性を示す全身型若年性特発性関節炎において，メトトレキサートの併用は，関節病態，全身病態，副腎皮質ステロイド減量において，有用性に乏しいことを提案する.	弱い
27	全身型若年性特発性関節炎において有用な生物学的製剤はあるか	(1) 従来治療抵抗性を示す全身型若年性特発性関節炎において，トシリズマブとカナキヌマブは，症状・病態の改善について有用で，副腎皮質ステロイド減量効果・成長改善効果があると推奨する.	強い
		(2) 従来治療抵抗性を示す全身型若年性特発性関節炎において，エタネルセプトとアバタセプトは，全身症状を伴わず関節炎が主体の病態の治療選択肢の1つとして提案する.	弱い

診療アルゴリズム

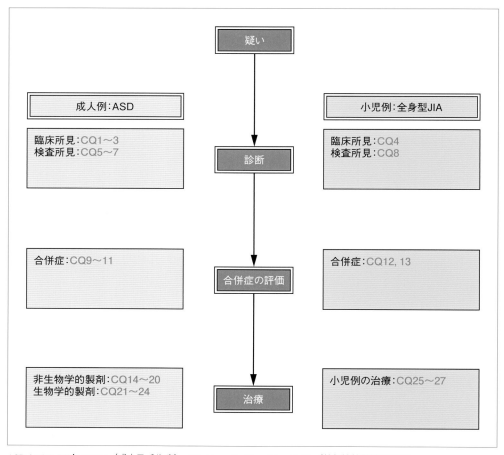

ASD：adult Still's disease（成人スチル病），JIA：juvenile idiopathic arthritis（若年性特発性関節炎）

重要用語の定義

用語名	解　説
マクロファージ活性化症候群	マクロファージの異常活性化によって，骨髄などの網内系組織において異常に増殖した組織球により自己の血球を貪食している像が組織学的に認められる病態（血球貪食症候群）と同様の状態と考えられるが，組織学的な所見にはよらない．全身型若年性特発性関節炎などの膠原病および類縁疾患に合併する．
疾患修飾性抗リウマチ薬	関節リウマチの背景に存在する免疫異常を改善し得る関節リウマチ治療薬の総称であり，複数の薬剤を含む．狭義には従来の合成抗リウマチ薬を表す．
生物学的製剤	さまざまな生体物質などを選択的に標的とする抗体，受容体を含む生体由来の物質を人工的に合成して作成された薬剤を表す．

略語一覧

略語名	正式名称
ACR	American College of Rheumatology（米国リウマチ学会）
ASD	adult Still's disease（成人スチル病）
CQ	clinical question（クリニカルクエスチョン）
DMARDs	disease modifying anti-rheumatic drugs（疾患修飾性抗リウマチ薬）
EULAR	European League Against Rheumatism（欧州リウマチ学会）
IL	interleukin（インターロイキン）
JIA	juvenile idiopathic arthritis（若年性特発性関節炎）
Minds	Medical Information Network Distribution Service（医療情報サービス事業）
MTX	methotrexate（メトトレキサート）
NSAIDs	non steroidal anti-inflammatory drugs（非ステロイド性抗炎症薬）
SR	systematic review（システマティックレビュー）
TNF	tumor necrosis factor（腫瘍壊死因子）

推奨と解説の読み方

本書は「Minds 診療ガイドライン作成の手引き 2014」「Minds 診療ガイドライン作成マニュアル Ver. 2.0」に準じて作成しています．下記枠内に，【Minds】がある箇所は，上記手引き・マニュアルの「テンプレート」に準拠した項目としています．【Minds】に続く番号は，テンプレートの番号を示しています．

クリニカルクエスチョン（CQ）の番号
3つの重要臨床課題（成人発症スチル病の臨床症状，成人発症スチル病の治療法，全身型若年性特発性関節炎の臨床症状，検査所見，臓器障害の特徴と治療の有効性と安全性）に関して，合計 27 個の CQ を設定しました．

【Minds】5-3　推奨提示
各 CQ に対する答えとしての推奨文を記載しています．

推奨の強さを記載
推奨の強さは，ガイドライン作成グループの投票（修正デルファイ法）で決定されました．推奨の決定には，「エビデンスの強さ」，「益と害のバランス」の他，「患者価値観の多様性」，「経済的な視点」も考慮されています．

推奨の強さ
強い：「実施する」，または，「実施しない」ことを推奨する
弱い：「実施する」，または，「実施しない」ことを提案する

【Minds】5-4　推奨作成の経過
推奨決定に採用した各研究の強みと限界，システマティックレビュー（SR）の結果，保険診療での扱い，最終的に推奨が決定するまでの過程を記載しています．

＊推奨作成の基本方針については，「第2章スコープ」の「4 推奨作成から最終化，公開までに関する事項」を参照してください．

【Minds】4-10　SRレポートのまとめ
定性的 SR，定量的 SR（メタアナリシス）の結果をまとめて記載しています．アウトカムごとに抽出された複数の文献をまとめて，エビデンス総体を評価しています．

エビデンス総体のエビデンスの強さ
A（強）：効果の推定値に強く確信がある
B（中）：効果の推定値に中等度の確信がある
C（弱）：効果の推定値に対する確信は限定的である
D（非常に弱い）：効果の推定値がほとんど確信できない

＊エビデンスの検索，エビデンスの評価と統合の方法については，「第2章スコープ」の「3 システマティックレビューに関する事項」を参照してください．

CQ1　ASD に特徴的な熱型はあるか

推奨提示　Minds 5-3

推奨　1日1〜2回の 39℃ 以上のスパイク状の発熱が特徴であると提案する.

推奨の強さ　弱い：「実施する」ことを提案する

推奨作成の経過　Minds 5-4

熱型に関しては，症例集積の報告しかなく，他の発熱性疾患などの対照群と比較した研究は存在しない．エビデンスレベルは低いが，エキスパートの意見として提案した．

SRレポートのまとめ　Minds 4-10

3 本の症例集積研究[1-3]をもとに検討した．成人スチル病（adult Still's disease：ASD）の熱型を他の発熱性疾患と比較した研究はなかった．ASD では 1日1回または 2 回の 39℃ 以上のスパイク状の発熱が特徴である．

引用文献リスト　Minds 4-4

採用論文
1) Larson EB：Adult Still's disease. Evolution of a clinical syndrome and diagnosis, treatment, and follow-up of 17 patients. Medicine（Baltimore）1984：63：82-91
2) Reginato AJ, et al：Adult onset Still's disease：Experience in 23 patients and literature review with emphasis on organ failure. Semin Arthritis Rheum 1987：17：39-57
3) Cush JJ, et al：Adult-onset Still's disease：Clinical course and outcome. Arthritis Rheum 1987：30：186-194

【Minds】4-4　引用文献リスト
文献の二次スクリーニング後，SR に使用した文献（採用論文）を掲載しています（文献番号は SR レポートのまとめの引用文献に一致しています）．

＊二次スクリーニング後，不採用となった文献（不採用論文）は「第5章付　録」を参照してください．

2023 年 Update で加えた新しい CQ は 19，22，23 となります．今回加えた新 CQ は Minds の最新版のテンプレートに準拠したために 2017 年版のものとは表記方法が若干異なっております．ご了承いただけますと幸いです．

第1章

作成組織
・
作成経過

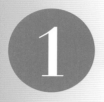

1 診療ガイドライン作成組織

1. 2017年版作成組織

診療ガイドライン作成主体	学会・研究会名	厚生労働科学研究費補助金難治性疾患等政策研究事業自己免疫疾患に関する調査研究班		
	関連・協力学会名	日本リウマチ学会		
	関連・協力学会名	日本小児リウマチ学会		

診療ガイドライン統括委員会	代表	氏名	所属機関/専門分野	所属学会	調査研究班上の役割
	○	住田　孝之	筑波大学/内科	日本リウマチ学会	研究代表者
	○	三村　俊英	埼玉医科大学/内科	日本リウマチ学会	研究班員
		川口　鎮司	東京女子医科大学/内科	日本リウマチ学会	研究班員
		藤本　学	筑波大学/皮膚科	日本皮膚科学会	研究班員
		三森　明夫	岩手県立中央病院*（国立国際医療研究センター）/内科	日本リウマチ学会	研究班員
		太田　晶子	埼玉医科大学/公衆衛生	日本リウマチ学会	研究班員
		岩本　雅弘	自治医科大学/内科	日本リウマチ学会	協力員
		武井　修治	鹿児島大学/小児科	日本小児リウマチ学会	協力員
		大田　明英	医療法人社団高邦会*（佐賀大学）/内科	日本リウマチ学会	協力員
		河野　肇	帝京大学/内科	日本リウマチ学会	協力員
		髙崎　芳成	順天堂大学/内科	日本リウマチ学会	協力員
		西本　憲弘	東京医科大学/内科	日本リウマチ学会	協力員
		舟久保ゆう	埼玉医科大学/内科	日本リウマチ学会	協力員
		近藤　裕也	筑波大学/内科	日本リウマチ学会	協力員

診療ガイドライン作成事務局	代表	氏名	所属機関/専門分野	所属学会	調査研究班上の役割
		近藤　裕也	筑波大学/内科	日本リウマチ学会	協力員
		飯田　美智子	筑波大学/内科	秘書	事務局
		堀川　真紀	筑波大学/内科	秘書	事務局

診療ガイドライン作成委員会	診療ガイドライン作成グループ	代表	氏名	所属機関/専門分野	所属学会	調査研究班上の役割
		○	住田　孝之	筑波大学/内科	日本リウマチ学会	研究代表者
		○	三村　俊英	埼玉医科大学/内科	日本リウマチ学会	研究班員
			川口　鎮司	東京女子医科大学/内科	日本リウマチ学会	研究班員
			藤本　学	筑波大学/皮膚科	日本リウマチ学会	研究班員
			三森　明夫	岩手県立中央病院*（国立国際医療研究センター）/内科	日本リウマチ学会	研究班員
			太田　晶子	埼玉医科大学/公衆衛生	日本リウマチ学会	研究班員
			岩本　雅弘	自治医科大学/内科	日本リウマチ学会	協力員
			武井　修治	鹿児島大学/小児科	日本小児リウマチ学会	協力員
			大田　明英	医療法人社団高邦会*（佐賀大学）/内科	日本リウマチ学会	協力員

		代表	氏名	所属機関/専門分野	所属学会	調査研究班上の役割
診療ガイドライン作成委員会	診療ガイドライン作成グループ		河野　肇	帝京大学/内科	日本リウマチ学会	協力員
			髙崎　芳成	順天堂大学/内科	日本リウマチ学会	協力員
			西本　憲弘	東京医科大学/内科	日本リウマチ学会	協力員
			舟久保ゆう	埼玉医科大学/内科	日本リウマチ学会	協力員
			岡本　奈美	大阪医科大学/小児科	日本小児リウマチ学会	協力員
			近藤　裕也	筑波大学/内科	日本リウマチ学会	協力員
	システマティックレビューチーム	代表	氏名	所属機関/専門分野	所属学会	調査研究班上の役割
		○	住田　孝之	筑波大学/内科	日本リウマチ学会	総括
		○	三村　俊英	埼玉医科大学/内科	日本リウマチ学会	研究班員
			川口　鎮司	東京女子医科大学/内科	日本リウマチ学会	研究班員
			藤本　学	筑波大学/皮膚科	日本皮膚科学会	研究班員
			沖山　奈緒子	筑波大学/皮膚科	日本リウマチ学会	協力員
			三森　明夫	岩手県立中央病院*（国立国際医療研究センター）/内科	日本リウマチ学会	研究班員
			太田　晶子	埼玉医科大学/公衆衛生	日本リウマチ学会	研究班員
			岩本　雅弘	自治医科大学/内科	日本リウマチ学会	協力員
			武井　修治	鹿児島大学/小児科	日本小児リウマチ学会	協力員
			大田　明英	医療法人社団高邦会*（佐賀大学）/内科	日本リウマチ学会	協力員
			河野　肇	帝京大学/内科	日本リウマチ学会	協力員
			髙崎　芳成	順天堂大学/内科	日本リウマチ学会	協力員
			西本　憲弘	東京医科大学/内科	日本リウマチ学会	協力員
			舟久保ゆう	埼玉医科大学/内科	日本リウマチ学会	協力員
			岡本　奈美	大阪医科大学/小児科	日本小児リウマチ学会	協力員
			近藤　裕也	筑波大学/内科	日本リウマチ学会	協力員
			横澤　将宏	筑波大学/内科	日本リウマチ学会	協力員
			金子　駿太	筑波大学/内科	日本リウマチ学会	協力員
			高橋　広行	筑波大学/内科	日本リウマチ学会	協力員

＊：2017年当時の所属．（　）は班研究時の所属．

2. 2023 年 Update 作成組織

診療ガイドライン作成主体	学会・研究会名	厚生労働科学研究費補助金難治性疾患等政策研究事業自己免疫疾患に関する調査研究班		
	関連・協力学会名	日本リウマチ学会		
	関連・協力学会名	日本小児リウマチ学会		

診療ガイドライン統括委員会	代表	氏名	所属機関/専門分野	所属学会	調査研究班上の役割
	○	三村　俊英	埼玉医科大学/内科	日本リウマチ学会	研究班分科会長
		川畑　仁人	聖マリアンナ医科大学/内科	日本リウマチ学会	研究班員
		金子　祐子	慶應義塾大学/内科	日本リウマチ学会	研究班員
		舟久保ゆう	埼玉医科大学/内科	日本リウマチ学会	研究班員
		松井　利浩	相模原病院/リウマチ性疾患研究部	日本リウマチ学会	研究班員
		多田　芳史	佐賀大学/内科	日本リウマチ学会	研究班員
		近藤　裕也	筑波大学/内科	日本リウマチ学会	研究班員

診療ガイドライン作成事務局	代表	氏名	所属機関/専門分野	所属学会	調査研究班上の役割
	○	三村　俊英	埼玉医科大学/内科	日本リウマチ学会	総括
		近藤　裕也	筑波大学/内科	日本リウマチ学会	研究班員

診療ガイドライン作成委員会	診療ガイドライン作成グループ	代表	氏名	所属機関/専門分野	所属学会	調査研究班上の役割
		○	三村　俊英	埼玉医科大学/内科	日本リウマチ学会	研究班分科会長
			川畑　仁人	聖マリアンナ医科大学/内科	日本リウマチ学会	研究班員
			金子　祐子	慶應義塾大学/内科	日本リウマチ学会	研究班員
			舟久保ゆう	埼玉医科大学/内科	日本リウマチ学会	研究班員
			松井　利浩	相模原病院/リウマチ性疾患研究部	日本リウマチ学会	研究班員
			多田　芳史	佐賀大学/内科	日本リウマチ学会	研究班員
			近藤　裕也	筑波大学/内科	日本リウマチ学会	研究班員
			岡本　奈美	大阪医科薬科大学/小児科	日本小児リウマチ学会	協力員
			川口　鎮司	東京女子医科大学/内科	日本リウマチ学会	協力員
			藤本　学	大阪大学/皮膚科	日本リウマチ学会	協力員
			太田　晶子	埼玉医科大学/社会医学	日本リウマチ学会	協力員
			武井　修治	鹿児島大学/小児科	日本小児リウマチ学会	協力員
			大田　明英	佐賀大学名誉教授	日本リウマチ学会	協力員
			河野　肇	帝京大学/内科	日本リウマチ学会	協力員
			西本　憲弘	大阪リウマチ・膠原病クリニック	日本リウマチ学会	協力員

		代表	氏名	所属機関/専門分野	所属学会	調査研究班上の役割
診療ガイドライン作成委員会	システマティックレビューチーム		近藤　裕也	筑波大学/内科	日本リウマチ学会	研究班員
			河野　正憲	東京大学病院/内科	日本リウマチ学会	協力員
			木原　まり	東京医科歯科大学/内科	日本リウマチ学会	協力員
			鈴木　翔太郎	聖マリアンア医科大学/内科	日本リウマチ学会	協力員
			和田　琢	埼玉医科大学/内科	日本リウマチ学会	協力員
			辻　英輝	京都大学/内科	日本リウマチ学会	協力員
			房間　美恵	宝塚大学/看護学	日本リウマチ学会	協力員

② 作成経過

1. 診療ガイドライン 2017 年版

項　目	本　文
作成方針	成人スチル病（adult Still's disease：ASD）には，成人発症スチル病（adult oneset Still's disease：AOSD）と全身型若年性特発性関節炎（juvenile idiopathic arthritis：JIA）の成人移行例が含まれる．本ガイドラインは，ASD を対象とするため，AOSD に加えて全身型 JIA の成人例の理解を深める意味で全身型 JIA もカバーし，それらの診療にかかわるすべての医療従事者（かかりつけ医，一般内科医，膠原病内科医，小児科医，メディカルスタッフなど）に対して，ASD および全身型 JIA の臨床症状，治療法，およびそれらに関する医療行為の決定を支援するための診療ガイドラインを作成する．
使用上の注意	Medical Information Network Distribution Service（Minds）診療ガイドラインの定義は「診療上の重要度の高い医療行為について，エビデンスのシステマティックレビュー（systematic review：SR）とその総体評価，益と害のバランスなどを考量して，患者と医療者の意思決定を支援するために最適と考えられる推奨を提示する文書」とされている． 本診療ガイドラインの適用に関しては，実際の診療にあたる医療従事者の判断によるものであり，医療現場の裁量を制限するような強制力を持つものではない．つまり臨床現場においての最終的な判断は，主治医が患者と協働して行わなければならない．①医療現場の実情（人的・物的環境，実臨床の状況など），②ガイドラインをそのまま適用するのは当該患者の症状にそぐわないこと（具体的な症状・所見），③当該医師の特性，④当該施設の特性，⑤保険制度の制約などが実際の診療における判断の際に考慮される．本診療ガイドラインの治療に関する推奨では，世界的なエビデンスに従って作成しているため，わが国で保険適用外の治療法に関しても扱っている．実際の施行にあたっては，保険適用外の診療に関してはその点を熟慮したうえで，患者・家族のインフォームド・コンセントに加えて，当該施設の状況により倫理委員会の承認も含めた現場での慎重な判断が必要である． また，ASD の診療に関しては，稀少疾患であるため医学的な知見が確立していない分野も多く，流動的ではあるが，可能な限り現時点でのエビデンスの評価に基づき，診療の参考とするために，本ガイドラインを作成した．したがって，本ガイドラインの内容に関しては，今後さらなる検証が必要であり，現時点のものは規則ではない．
利益相反	診療ガイドライン作成委員会委員の事前申告により，企業や営利を目的とする団体との利益相反状態について確認した．2014 年 4 月 1 日より 2016 年 12 月 31 日まで，申告対象は次の通りである． ●委員および委員の配偶者，一親等内の親族または収入・財産を共有する者と，関連する企業や営利を目的とする団体との利益相反状態 ●役員・顧問職（年間 100 万円以上），株（年間の利益が 100 万円以上），特許使用料（年間 100 万円以上），講演料（年間 50 万円以上），研究費など（1 つの医学研究に対して年間 200 万円以上，奨学寄附金は 1 つの企業などから年間 200 万円以上），その他の報酬（年間 5 万円以上） 確認した結果，申告された企業は次のとおりである．
	企業名（五十音順）：アステラス製薬株式会社，あゆみ製薬株式会社，エーザイ株式会社，MSD 株式会社，小野薬品工業株式会社，第一三共株式会社，武田薬品工業株式会社，田辺三菱製薬株式会社，中外製薬株式会社，日本イーライリリー株式会社，ファイザー株式会社，ブリストル・マイヤーズ スクイブ株式会社，ユーシービージャパン株式会社
作成資金	厚生労働科学研究費補助金難治性疾患等政策研究事業 自己免疫疾患に関する調査研究
組織編成	**診療ガイドライン統括委員会** 厚生労働科学研究費補助金難治性疾患等政策研究事業自己免疫疾患に関する調査研究班の班員 6 人に協力員 8 人を加えた 14 人（内科医 11 人，皮膚科医 1 人，小児科医 1 人，公衆衛生学者 1 人）で編成し，2014 年 10 月 10 日に東京で第 1 回の ASD 診療ガイドライン統括委員会が開催された． **診療ガイドライン作成グループ** 上述の診療ガイドライン統括委員会 14 人に，さらに協力員 1 人を加えた 15 人（内科医 11 人，皮膚科医 1 人，小児科医 2 人，公衆衛生学者 1 人）で編成された．

項　目	本　文
	システマティックレビューチーム
	上述の診療ガイドライン作成グループ 15 人に，グループメンバーの各所属施設からの協力者 4 人を加えた 19 人で編成された．診療ガイドライン作成グループのメンバーが分担で担当したクリニカルクエスチョン（clinical question：CQ）とは，異なる CQ の SR を担当することにより，SR チームの独立性を担保した．
	準備
	2014 年 10 月 10 日第 1 回成人スチル病診療ガイドライン作成委員会（東京） ●診療ガイドライン統括委員会，診療ガイドライン作成グループの編成と発足 ●スコープの重要臨床課題の決定 ●重要臨床課題ごとの CQ 作成の分担決定
	スコープ
	2014 年 12 月 4 日第 2 回成人スチル病診療ガイドライン作成委員会（東京） ●スコープの CQ 案の提示と討議→事後のメール会議を経て 27 個の CQ 決定 ●SR チームの編成
	システマティックレビュー
	2015 年 8 月 28 日第 3 回成人スチル病診療ガイドライン作成委員会（東京） ●事前のメール会議で文献検索の方法，検索キーワードの決定，日本医学図書館協会への文献検索の依頼 ●SR 方法の決定（Minds 診療ガイドライン作成の手引き 2014 および Minds 診療ガイドライン作成マニュアル Ver. 2.0 による） 2015 年 12 月 4 日第 4 回成人スチル病診療ガイドライン作成委員会（東京） ●SR の進捗状況の確認，完了した SR レポートの承認 ●SR 実施における問題点に関する討議（additional report の扱い，検索された論文数が少ない場合，観察研究のみの場合の SR 方法） 2016 年 6 月 24 日第 5 回成人スチル病診療ガイドライン作成委員会（東京） ●十分な文献が収集できなかった CQ に対する文献収集期間延長，追加 SR の方針を確認（1980 年以降を検索） ●事後のメール会議を経て，27 個の CQ に関する SR を完了（2016 年 12 月）
作成工程	推奨作成
	2016 年 6 月 24 日第 5 回成人スチル病診療ガイドライン作成委員会（東京） 2016 年 12 月 9 日第 6 回成人スチル病診療ガイドライン作成委員会（東京） ●事前のメール会議で，SR チームにより作成された SR レポートをガイドライン作成グループの CQ 担当者に提供 ●CQ 担当者が SR レポートをもとに，CQ に対する推奨文草案を作成 ●委員会時，およびメール会議で推奨度の投票（修正デルファイ法，ガイドライン作成グループの 70% 以上（11/15 人以上）の一致で推奨の強さを決定） ●メール会議を含めて推奨度の投票および修正案の提示を繰り返し（最大 4 回まで），27 個の CQ に関する推奨文，推奨の強さを決定 ●事後のメール会議で推奨作成の経過（解説文）を CQ 担当者が作成
	最終化
	●メール会議で作成したガイドライン草案の内容確認 ●ガイドライン草案に関して，関連学会（日本リウマチ学会，日本小児リウマチ学会）でのパブリックコメントの募集 ●関連学会のパブリックコメントの集約とガイドライン草案の修正案作成 ●メール会議においてガイドライン最終案の承認
	公開
	ガイドライン最終案の公開

2. 2023年Update

項　目	本　文
作成方針	2017年版と同
使用上の注意	2017年版と同
利益相反	ガイドライン作成委員会委員の事前申告により，企業や営利を目的とする団体との利益相反状態について確認した．2020年6月3日より2022年3月31日まで，申告対象は次の通りである． ●委員および委員の配偶者，維新党内の親族または収入・財産を共有する者と，関連する企業や営利を目的とする団体との利益相反状態 ●役員・顧問職（年間100万円以上），株（年間の利益が100万円以上），特許使用料（年間100万円以上），講演料等（年間50万円以上），研究費等（1つの医学研究に対して年間200万円以上，奨学寄附金は1つの企業等から年間200万円以上），その他の報酬（年間5万円以上） 確認した結果，申告された企業は次のとおりである 企業名（50音順）：確認予定
作成資金	厚生労働科学研究費補助金　難治性疾患等政策研究事業 自己免疫疾患に関する調査研究
組織編成	**ガイドライン統括委員会** 厚生労働科学研究費補助金難治性疾患等政策研究事業自己免疫疾患に関する調査研究班の班員4人に協力員4人を加えた8人（内科医7人，小児科医1人）で編成し，2020年6月3日にメール会議で第1回の成人スチル病診療ガイドライン統括委員会が開催された． **ガイドライン作成グループ** 上述のガイドライン統括委員会8人に，さらに診療ガイドライン2017年版統括委員7人を加えた15人（内科医11人，小児科医2人，皮膚科医1人，公衆衛生学者1人）で編成された． **システマティックレビューチーム** 日本リウマチ学会システマティックレビュー勉強会に参加した6人と1人の統括者を加えた7人で編成された．
作成工程	**準備** 2020年8月20日第1回成人スチル病診療ガイドライン作成委員会（メール） ●ガイドライン統括委員会，ガイドライン作成グループの編成と発足 ●スコープの重要臨床課題の決定 ●重要臨床課題毎のCQ作成の分担決定 **スコープ** 2020年11月19日　第2回成人スチル病診療ガイドライン作成委員会（メール） ●スコープのCQ案の提示と討議→事後のメール会議を経て3個のCQ決定 ●SRチームの編成 **システマティックレビュー** 2020年11月30日第3回成人スチル病診療ガイドライン作成委員会（メール） ●事前のメール会議で文献検索の方法，検索キーワードの決定，日本医学図書館協会への文献検索の依頼 ●SR方法の決定（Minds診療ガイドライン作成マニュアル2020 Ver.3.0による） 2021年10月24日　成人スチル病診療ガイドラインSR成果発表会（Web開催） ●SR結果の確認，コクランジャパン担当者による評価 ●発表会での議論を踏まえて，SR結果最終版の作成 ●事後のメール会議を経て，3個のCQに関するSRを完了（2021年12月） **推奨作成** 2022年1月18日第4回成人スチル病診療ガイドライン作成委員会（Web開催） ●事前のメール会議で，SRチームにより作成されたSRレポートをガイドライン作成グループのCQ担当者に提供 ●CQ担当者がSRレポートをもとに，CQに対する推奨文草案を作成 ●委員会時，およびメール会議で推奨度の投票（修正デルファイ法，ガイドライン作成グループの70%以上（10/15人以上）の一致で推奨の強さを決定） ●メール会議を含めて推奨度の投票および修正案の提示を繰り返し（最大3回まで），3個のCQに関する推奨文，推奨の強さを決定 ●事後のメール会議で推奨作成の経過（解説文）をCQ担当者が作成 **最終化** ●メール会議で作成したガイドライン補遺草案の内容確認 ●ガイドライン補遺草案に関して，関連学会（日本リウマチ学会，日本小児リウマチ学会）でのパブリックコメントの募集 ●関連学会のパブリックコメントの集約とガイドライン補遺草案の修正案作成 ●メール会議においてガイドライン最終案の承認 **公開** ●ガイドライン最終案の公開

第2章

スコープ

1 疾患トピックの基本的特徴

1-1　臨床的特徴

病因・病態生理

◆ 病因

　　　成人スチル病（adult Still's disease：ASD）の病因は不明である．

◆ 病態生理

1．感染因子

　　　ウイルス感染や細菌感染と ASD との関連が報告されている．報告があるウイルス感染は echovirus 7[1]，rubella[1,2]，mumps[3]，Epstein-Barr virus[4]，parvovirus B19[5]，hepatitis C virus[6]であり，細菌感染は *Mycoplasma pneumoniae*[7]，*Yersinia enterocolitica*[8]である．これらの感染因子が ASD 発症の誘発となっている可能性がある．

2．遺伝背景

1）主要組織適合抗原

　　　わが国から *DQB1*0602*（DQ1）が ASD に多く，慢性関節炎型では *DRB1*1501*（DR2），*DRB1*1201*（DR5）が多いと報告された[9]．オランダからの報告では DR4 が多く[10]，韓国からの報告では *DRB1*12*，*DRB1*15* が多く，*DRB1*14* は単周期性全身型に多い[11]．

2）その他の遺伝子

　　　わが国から *MEFV* exon 10 の M694I と G632S 変異は ASD（6.1%）でコントロール（0%）よりも頻度が高かったと報告された[12]．中国からマクロファージ遊走阻止因子（macrophage migration inhibitory factor：MIF）プロモーター領域の CATT リピート-794（rs5844572）で$CATT_5$は ASD でコントロールより高頻度であったと報告された[13]．ヒト *IL-18* 遺伝子 exon 2 の上流 6.7 kbp 領域（プロモーター活性をもつ）には 10 個の一塩基多型（single nucleotide polymorphism：SNP）と 9 bp の挿入（-6311 と-6310 の間）がある．わが国から SNP1，2，4，5，6，9，10 がそれぞれ T，G，C，G，C，T，A であり，9 bp の挿入があるハプロタイプ S01 に関して，S01/S01 は ASD で健常者よりも頻度が高いと報告された[14]．

　　　このような遺伝背景が ASD 発症機構に関与している可能性がある．

3．サイトカイン，ケモカイン

　　　血清サイトカインの増加と抗サイトカイン療法の有効性から種々のサイトカインの異常産生がこの疾患の炎症病態に関与していると考えられる．

　　　血清ではインターロイキン（interleukin：IL）-4[9,15]，IL-6[15〜19]，IL-8（CXCL8）[9,18,20,21]，IL-13[15]，IL-17[19]，IL-18[9,15,18,19,21〜23]，IL-21[19]，IL-23[19]，M-CSF[24]，CCL2（MCP-1）[20]，CCL3（MIP-1a）[20]，CXCL10（IP-10）[20,25]，CXCL13[25]，CX3CL1（fractalkine）[20]，MIF[13,26]が増加する．IL-1β[15,19]，腫瘍壊死因子（tumor necrosis factor：TNF）a[9,15,17,18]，IFNγ[9,17,21]は増加するという報告と増加しないという報告がある．

　　　IL-1 阻害薬，IL-6 阻害薬，TNF 阻害薬はいずれも ASD に有効である．

　　　末梢血，皮膚，関節滑膜の T 細胞は Th1 優位である[27]．病的組織における mRNA の発現は定型的皮疹（典型的リウマトイド皮疹ともいわれるもので，ASD の典型的な皮疹）では IL-6，IL-8，IL-18

が増加し，関節滑膜では IL-8，IL-18，TNFα が増加していた[18]．

このように種々の炎症性サイトカイン，ケモカインが ASD の病態形成に関与している．

4．免疫細胞

ASD では末梢血 TCRγδ ＋ T 細胞は増加している[28]．CD4$^+$CD25^{high} regulatory T 細胞は減少している[29]．末梢血 Th17 細胞は増加している[19]．末梢血 natural killer（NK）T 細胞は減少し，α-galactosyl-ceramide（α-GalCer）に対する増殖応答と NK 細胞の細胞障害活性は低下しいる[30]．germinal center kinase-like kinase（GLK）発現 T 細胞の頻度が上昇している[31]と報告されている．ASD では種々の免疫細胞が病態形成に関与している．

（岩本雅弘）

＜引用文献＞

1) Wouters JM, et al.：Adult onset Still's disease and viral infections. Ann Rheum Dis 1988；47：764-767
2) Escudero FJ, et al.：Rubella infection in adult onset Still's disease. Ann Rheum Dis 2000；59：493
3) Gordon SC, et al.：Mumps arthritis：unusual presentation as adult Still's disease. Ann Intern Med 1982；97：45-47
4) Schifter T, et al.：Adult onset Still's disease associated with Epstein-Barr virus infection in a 66-year-old woman. Scand J Rheuimatol 1998；27：458-460
5) Pouchot J, et al.：Adult Still's disease associated with acute human parvovirus B19 infection. Lancet 1993；341：1280-1281
6) Castanet J, et al.：Adult Still's disease associated with hepatitis C virus infection. J Am Acad Dermatol 1994；31：807-808
7) Perez C, et al.：Adult Still's disease associated with *Mycoplasma pneumoniae* infection. Clin Infect Dis 2001；32：e105-106
8) Colebunders R, et al.：Adult Still's disease caused by *Yersinia enterocolitica* infection. Arch Intern Med 1984；144：1880-1882
9) Fujii T, et al.：Cytokine and immunogenetic profiles in Japanese patients with adult Still's disease. Association with chronic articular disease. Rheumatology（Oxford）2001；40：1398-1404
10) Wouters JM, et al.：Adult-onset Still's disease：disease course and HLA associations. Arthritis Rheum 1986；29：415-418
11) Joung CI, et al.：Association between HLA-DR B1 and clinical features of adult onset Still's disease in Korea. Clin Exp Rheumatol 2003；21：489-492
12) Nonaka F, et al.：Increased prevalence of MEFV exon 10 variants in Japanese patients with adult-onset Still's disease. Clin Exp Immunol 2015；179：392-397
13) Wang FF, et al.：A genetic role for macrophage migration inhibitory factor（MIF）in adult-onset Still's disease. Arthritis Res Ther 2013；15：R65
14) Sugiura T, et al.：Association between adult-onset Still's disease and interleukin-18 gene polymorphisms. Genes Immun 2002；3：394-399
15) Saiki O, et al.：Adult Still's disease reflects a Th2 rather than a Th1 cytokine profile. Clin Immunol 2004；112：120-125
16) Scheinberg MA, et al.：Interleukin 6：a possible marker of disease activity in adult onset Still's disease. Clin Exp Rheumatol 1996；14：653-655
17) Hoshino T, et al.：Elevated serum interleukin 6, Interferon-γ, and tumor necrosis factor-α levels in patients with adult Still's disease. J Rheumatol 1998；25：396-398
18) Chen DY, et al.：Proinflammatory cytokine profiles in sera and pathological tissues of patients with active untreated adult onset Still's disease. J Rheumatol 2004；31：2189-2198
19) Chen DY, et al.：Potential role of Th17 cells in the pathogenesis of adult-onset Still's disease. Rheumatology（Oxford）2010；49：2305-2312
20) Kasama T, et al.：Correlation of serum CX3CL1 level with disease activity in adult-onset Still's disease and significant involvement in hemophagocytic syndrome. Clin Rheumatol 2012；31：853-860
21) Choi JH, et al.：Serum cytokine profiles in patients with adult onset Still's disease. J Rheumatol 2003；30：2422-2427
22) Kawashima M, et al.：Levels of interleukin-18 and its binding inhibitors in the blood circulation of patients with adult-onset Still's disease. Arthritis Rheum 2001；44：550-560
23) Kawaguchi Y, et al.：Interleukin-18 as a novel diagnostic marker and indicator of disease severity in adult-onset Still's disease. Arhtritis Rheum 2001；44：1716-1717
24) Matsui K, et al.：High serum level of macrophage-colony stimulating factor（M-CSF）in adult-onset Still's disease. Rheumatology（Oxford）1999；38：477-478
25) Han JH, et al.：Association of CXCL10 and CXCL13 levels with disease activity and cutaneous manifestation in active adult-onset Still's disease. Arthritis Res Ther 2015；17：260

26）Zou YQ, et al.：The levels of macrophage migration inhibitory factor as an indicator of disease activity and severity in adult-onset Still's disease. Clin Biochem 2008；41：519-524

27）Chen DY, et al.：Predominance of Th1 cytokine in peripheral blood and pathological tissues of patients with active untreated adult onset Still's disease. Ann Rheum Dis 2004；63：1300-1306

28）Hoshino T, et al.：TCR$\gamma\delta$ + T cells in peripheral blood of patients with adult Still's disease. J Rheumatol 1996；23：124-129

29）Chen DY et al.：The associations of circulating CD4$^+$CD25^{high} regulatory T cells and TGF-β with disease activity and clinical course in patients with adult-onset Still's disease. Connect Tissue Res 2010；51：370-377

30）Lee SJ, et al.：Natural killer T cell deficiency in active adult-onset Still's disease：correlation of deficiency of natural killer T cells with dysfunction of natural killer cells. Arthritis Rheum 2012；64：2868-2877

31）Chen DY, et al.：Germinal center kinase-like kinase（GLK/MAP4K3）expression is increased in adult-onset Still's disease and may act as an activity marker. BMC Med 2012；10：84

臨床分類

　スチル病とは，英国の小児科医 George Frederic Still が，関節炎に発熱，リンパ節腫脹，肝脾腫などの全身症状を伴う小児例を 1897 年に報告したことに始まる．一方 Bywaters らは同様な病態の成人 14 例を 1971 年に報告し[1]，以降は ASD の名称が定着した．現在，16 歳未満の小児に発症した原因不明の慢性関節炎は若年性特発性関節炎（juvenile idiopathic arthritis：JIA）と総称され，この中に Still が報告した全身症状を伴うタイプは，全身型 JIA として分類されている[2]．したがって，ASD には，全身型 JIA を成人期に再発あるいは持続したものと，成人期に初めて発症した成人発症スチル病（adult onset Still's disease：AOSD）とが含まれる．

　主症状は発熱，関節症状，皮疹である．発熱はほぼ必発であり，ほとんどの例で関節症状と特徴的な皮疹を伴う（表 1）[3]．熱型は弛張熱（間歇熱）で，39℃以上に達する高熱が咽頭痛を伴って急激に出現し，短時間で解熱する（spike fever）．発熱時には特徴的なサーモンピンク疹（図 1）が出現し，解熱時には退色する．関節症状は全身の関節に非対称性に出現し，手や膝などの大関節を中心に指趾などの小関節にもみられる．血液検査では，炎症を反映して赤血球沈降速度亢進，CRP 高値，好中球優位の白血球増多がみられ，しばしばヘプシジンを介した炎症性貧血や肝障害を伴う．また疾患活動

表 1　ASD の臨床像（2014 年全国調査）

臨床症状	(n)	(%)
発熱（≧39℃，≧1 週間）	152/166	91.6
関節痛	138/166	83.1
関節炎	77/152	50.7
定型的皮疹	102/164	62.2
咽頭痛	96/162	59.3
リンパ節腫脹	72/161	44.7
脾腫	52/161	32.3
筋肉痛	42/162	25.9
薬剤アレルギー	29/165	17.6
胸膜炎	6/161	3.7
心膜炎	5/161	3.1
間質性肺炎	4/161	2.5
検査所見	(n)	(%)
赤沈亢進≧40 mm/時	113/164	68.9
白血球増加≧10,000/mm^3	131/165	79.4
好中球増加≧80%	118/165	71.5
肝機能異常	122/165	73.9
血清フェリチン増加	146/165	88.5
貧血（Hgb＜10 g/dL）	68/169	40.2
抗核抗体陽性	42/163	25.8
リウマトイド因子陽性	33/164	20.1

（Asanuma YF, et al.：Nationwide epidemiological survey of 169 patients with adult Still's disease in Japan. Mod Rheumatol 2015；25：393-400）

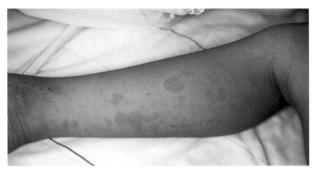

図1　ASD にみられる典型的リウマトイド疹（定型的皮疹）1 ［口絵1参照］
急性期に出現し，発熱時にサーモンピンク色に潮紅する．周囲の健常皮膚を擦過すると，同じ皮疹が擦過部位に出現する（ケブネル現象）.

性を反映して血清フェリチン値や血清 IL-18 値が増加し，異常高値例ではマクロファージ活性化症候群へ移行することがある．リウマトイド因子や抗核抗体などの自己抗体は陰性であるが，しばしば薬剤アレルギーを起こす例がみられる.

　急性期以降の臨床経過は，①エピソードが1回のみの単周期性全身型（30〜40%），②全身症状の再発を繰り返す多周期性全身型（30〜40%），③関節炎が持続，進行する慢性関節炎型（20〜30%）の3病型に分類され，慢性関節炎型では関節障害が問題となる．死亡例もみられ，おもな死因はマクロファージ活性化症候群，播種性血管内凝固（disseminated intravascular coagulation：DIC），薬剤アレルギー，肝不全である.

（武井修治）

＜引用文献＞

1）Bywaters EG：Still's disease in the adult. Ann Rheum Dis 1971；30：121-133
2）Petty RE, et al.：International League of Associations for Rheumatology classification of juvenile idiopathic arthritis：second revision, Edmonton, 2001. J Rheumatol 2004；31：390-392
3）Asanuma YF, et al.：Nationwide epidemiological survey of 169 patients with adult Still's disease in Japan. Mod Rheumatol 2015；25：393-400

診断・分類基準

　ASD の臨床像には非特異的なものが多く，特に所見がそろっていないような発症早期には診断が困難なことが多い．発熱（1日1回夜間あるいは2回のピークを持つ間歇熱），関節症状，皮疹（典型的には発熱に一致して出現・消退する紅斑），咽頭痛，リンパ節腫脹，肝脾腫，高度の炎症所見（白血球，特に好中球増加，赤血球沈降速度亢進，CRP 高値），肝障害，高フェリチン血症などが主要臨床像であり[1,2]，これらの組み合わせにより診断がなされるが，ASD が比較的まれであることから，実際には感染症などの除外診断を行うことが大切とされてきた．血清フェリチン値に関しては，報告により対照疾患が異なって正確な比較は難しいが，cut-off 値として正常上限の5倍以上（感度39〜82%，特異度73〜82%）を推奨する報告が比較的多い[3,4,5]．また，ASD で増加するフェリチンは通常のフェリチンと異なり，非糖化型が増えるとされている（ASD では糖化フェリチンの割合が20%以下となる[3,4]）.

　ASD の分類基準については，確実例および対照例の統計的解析から得られたものとして，Yamaguchi らの分類基準（1992年）[6]と Fautrel らの分類基準（2002年）[3]がある（表2）．Yamaguchi らの分類基準は感度（96.2%），特異度（92.1%）とともに高く，海外での6つの分類基準比較において最も高い感度（93.5%）を示した[7]ことから，現在でも分類基準として最も使われている．ただ，Yamaguchi

表2 ASD 分類基準

	Yamaguchi らの基準（1992）	Fautrel らの基準（2002）
大項目	1. 発熱（≧39℃，≧1 週間） 2. 関節痛（≧2 週間） 3. 定型的皮疹 4. 白血球増加（≧10,000/mm³）および好中球増加（≧80%）	1. スパイク状の発熱（≧39℃） 2. 関節痛 3. 一過性紅斑 4. 咽頭炎 5. 好中球増加（≧80%） 6. 糖化フェリチン低下（≦20%）
小項目	1. 咽頭痛 2. リンパ節腫脹あるいは脾腫 3. 肝機能異常 4. リウマトイド因子陰性および抗核抗体陰性	1. 斑状丘疹状皮疹 2. 白血球増加（≧10,000/mm³）
判定	合計 5 項目以上（大項目 2 項目以上を含む） ただし，除外項目は除く	大項目 4 項目以上，あるいは大項目 3 項目＋小項目 2 項目
除外項目	Ⅰ　感染症 Ⅱ　悪性腫瘍 Ⅲ　膠原病	なし

（Fautrel B, et al.：Proposal for a new set of classification criteria for adult-onset Still disease. Medicine（Baltimore）2002；81：194-200／Yamaguchi M, et al.：Preliminary criteria for classification of adult Still's disease. J Rheumatol 1992；19：424-430 より作成）

らの分類基準には高フェリチン血症の項目が含まれておらず，また実際の診断に適用する際には感染症などの除外診断を行う必要がある．Fautrel らの分類基準[3]には除外診断の項目はなく，感度（80.6%），特異度（98.5%）ともに高いが，糖化フェリチン 20% 以下の項目が含まれており，一般臨床には使いにくい．血清フェリチン値と Yamaguchi らの分類基準を組み合わせた報告は少ないが，フェリチン値を組み入れても感度，特異度への寄与率は大きくなかったとの報告がある[8]．その他，ASD では血清 IL-18・可溶性 CD25（可溶性 IL-2 受容体）・calprotectin・hemoxygenase-1 上昇などが診断上有用であるとの報告が複数みられるが，これらの所見が実際に分類基準と組み合わせてどれほど有用であるかの評価はまだなされていない．

　上記の結果より，Yamaguchi らの分類基準をわが国の ASD 診断に用いることは妥当であり，また血清フェリチン上昇（正常上限の 5 倍以上）は診断の参考となる．

（大田明英）

＜引用文献＞

1）Ohta A, et al.：Adult Still's disease：a multicenter survey of Japanese patients. J Rheumatol 1990；17：1058-1063
2）Asanuma YF, et al.：Nationwide epidemiological survey of 169 patients with adult Still's disease in Japan. Mod Rheumatol 2015；25：393-400
3）Fautrel B, et al.：Proposal for a new set of classification criteria for adult-onset Still disease. Medicine（Baltimore）2002；81：194-200
4）Fautrel B, et al.：Diagnostic value of ferritin and glycosylated ferritin in adult onset Still's disease. J Rheumatol 2001；28：322-329
5）Jiang L, et al.：Evaluation of clinical measures and different criteria for diagnosis of adult-onset Still's disease in a Chinese population. J Rheumatol 2011；38：741-746
6）Yamaguchi M, et al.：Preliminary criteria for classification of adult Still's disease. J Rheumatol 1992；19：424-430
7）Masson C, et al.：Comparative study of 6 types of criteria in adult Still's disease. J Rheumatol 1996；23：495-497
8）Lian F, et al.：Clinical features and hyperferritinemia diagnostic cutoff points for AOSD based on ROC curve：a Chinese experience. Rheumatol Int 2012；32：189-192

重症度分類

　ASD の活動性指標としては，実臨床では発熱，皮疹などの臨床症状と白血球数，炎症所見（CRP，赤血球沈降速度），フェリチンといった検査所見を参考として総合的に判断している場合が多い．発

表3　ASD 重症度スコア

漿膜炎	無 0 ☐	有 1 ☐
DIC	無 0 ☐	有 2 ☐
血球貪食症候群（HPS）	無 0 ☐	有 2 ☐
好中球比率増加（85% 以上）	無 0 ☐	有 1 ☐
フェリチン高値（3,000 ng/mL 以上）	無 0 ☐	有 1 ☐
著明なリンパ節腫張	無 0 ☐	有 1 ☐
副腎皮質ステロイド治療低抵抗性	無 0 ☐	有 1 ☐
スコア合計点	0～9 点 ASD 重症度基準 　重　症：3 点以上 　中等症：2 点以上 　軽　症：1 点以下	

熱，皮疹，胸膜炎，肺炎，心膜炎，肝腫大もしくは肝逸脱酵素異常，脾腫，リンパ節腫大，白血球 15,000/μL 以上，咽頭痛，筋痛，腹痛の有無から 0～12 点で評価する Pouchot スコア[1]や，このスコアから脾腫，腹痛を除き関節炎と血清フェリチン 3,000 ng/mL 以上を加えた Rau スコア[2]があり，いずれもエビデンスには乏しく，臨床研究においては活動性評価に用いられてきたが，実臨床で汎用されるには至っていない.

　全身型 JIA に対する生物学的製剤の臨床研究時には，米国リウマチ学会（American College of Rheumatology：ACR）の JIA コアセットの 6 項目（①医師による疾患活動性の総合評価，②家族または被験者による全身状態総合評価，③活動性関節炎，④可動域制限，⑤小児の健康評価に関する質問票，⑥CRP）中 3 項目で 30% 以上の改善が認められ，かつ 30% 以上の悪化が 1 項目以内で定義された ACR pedi 30[3]や，これに発熱を加えた基準を用いて臨床的検討が実施されているが，関節症状の寄与度が大きく，成人において ACR コアセットを用いるのが妥当かについては十分な検討はなされていない.

　以上を踏まえ，厚生労働科学研究費補助金難治性疾患等政策研究事業の自己免疫疾患に関する調査研究（研究代表者：住田孝之）において，2010 年に ASD の全国疫学調査が実施された際の二次調査の対象であった ASD 169 症例のうち寛解導入療法の詳細が判明している 162 例を対象として，ステロイドパルス療法の有無により患者を 2 群に分けて，治療開始前の臨床所見，検査所見について比較検討した. 結果として，ステロイドパルス療法施行群において心膜炎，胸膜炎，血球貪食症候群（hemophagocytic syndrome：HPS）の有意に高頻度で認め，好中球比率，肝逸脱酵素，フェリチンは有意に高値を示した. 以上の結果および一般的に予後不良と考えられる患者背景を考慮して，漿膜炎，DIC，HPS，好中球比率増加（85% 以上），フェリチン高値（3,000 ng/mL 以上），著明なリンパ節腫脹，副腎皮質ステロイド治療抵抗性（プレドニゾロン換算 0.4 mg/kg 以上で治療抵抗性）の 7 項目を選定し，重症と考えられる HPS，DIC に 2 点の重みづけを行い，0～9 点の重症度スコアを作成した（表3）. 1 点以下を軽症，2 点を中等症，3 点以上を重症とした場合に，全国疫学調査で検討された 162 例中ステロイドパルス療法が実施された症例の 76% が 3 点以上（重症），20% が 2 点（中等症）に該当しており，プレドニゾロン換算 20 mg 以下で寛解導入が可能であった臨床的に軽症と考えられる症例においては 95% が 1 点以下（軽症）に該当するなどスコアリングは妥当と考えられた.

　今回作成したスコアについては，ASD においてエビデンスに基づく重症度スコアが存在しない点，および本スコアが日本人の実臨床をもとに作成された点などから，ASD の活動性・重症度を評価するうえで最も有用な指標になると考えられるが，本来であれば別コホートを用いた検証が実施されるべきであり，検証が不十分であるといえる. 現在，本スコアは ASD の難病指定に用いられており，臨床調査個人票をもとにした本スコアの臨床的妥当性の評価，海外への紹介による学問的妥当性の評価を

行っていくことが課題である.

（近藤裕也）

＜引用文献＞

1）Pouchot J, et al.：Adult Still's disease：Manifestations, disease course, and outcome in 62 patients. Medicine（Baltimore）1991；70：118–136
2）Rau M, et al.：Clinical manifestations but not cytokine profiles differentiate adult-onset Still's disease and sepsis. J Rheumatol 2010；37：2369–2376
3）Giannini EH, et al.：Preliminary definition of improvement in juvenile arthritis. Arthritis Rheum 1997；40：1202–1209

1-2　疫学的特徴

　厚生労働科学研究費補助金難治性疾患等政策研究事業の自己免疫疾患に関する調査研究（研究代表者：住田孝之）において，2010年にASDの全国疫学調査が実施された．一次調査の結果，2010年の1年間に全国の医療機関を受診したASD患者数は4,760人と算出され，推定有病率は人口10万人あたり3.7人であった[1]．二次調査結果から解析されたASD 169例の平均発症年齢は46±19歳（中央値46歳）だった．ASDは16～30歳の若年発症が多いとされていたが，近年は高齢発症患者が増加傾向を示しており，今回の調査結果でも65歳以上の高齢発症が22%存在した[1,2]．男女比は，1：2.6でやや女性に多く，ASDの家族歴がある患者はいなかった．1994年に実施されたわが国の疫学調査によるとASDの全国患者総数は1,100人で，男性の推定有病率が10万人あたり0.73人，女性が1.47人，男女比は1：2だった[3]．1994年～2010年の約15年間における患者数増加は診断技術の向上によると考えられるが，女性の発症が多いことに変わりはない．臨床像では過去の調査報告と同様に発熱，関節症状，定型的皮疹が3大主症状であり，検査所見は80～90%のASD患者で好中球優位の白血球増多，炎症所見（CRP増加，赤血球沈降速度亢進），肝障害，高フェリチン血症を認めた．臨床経過は単周期性全身型（monocyclic systemic または self-limited pattern），多周期性全身型（polycyclic systemic または intermittent pattern），慢性関節炎型（chronic articular pattern）に分かれており，それぞれ40%，34%，26%だった．合併症はマクロファージ活性化症候群（16%）が多く，次いでDIC（6%）だった．ASDの生命予後は良好で死亡例はまれだが，マクロファージ活性化症候群やDIC，間質性肺炎を合併すると予後不良である．

（舟久保ゆう）

＜引用文献＞

1）Asanuma YF, et al.：Nationwide epidemiological survey of 169 patients with adult Still's disease in Japan. Mod Rheumatol 2015；25：393–400
2）Sakata N, et al.：Epidemiological study of adult-onset Still's disease using a Japanese administrative database. Rheumatol Int 2016；36：1399–1405
3）Wakai K, et al.：Estimated prevalence and incidence of adult Still's disease：findings by a nationwide epidemiological survey in Japan. J Epidemiol 1997；7：221–225

1-3　診療の全体的な流れ

　ASDを疑う臨床症状（発熱，皮疹，関節炎），検査異常（炎症所見の上昇など）が診断の契機となる．ASDを疑った際には，主としてYamaguchiらの分類基準に従って評価を行うが，特にその診断においては，感染症，悪性腫瘍，膠原病の除外が重要である．続いて重症度に影響する合併症について必要な検査を行い，十分に評価する．診断，合併症の評価に基づいて，治療方針を決定する．治療薬の選択に関しては，稀少疾患であるため初期治療としての薬剤間の比較検討したエビデンスは存在し

ないが，経験的には副腎皮質ステロイドが第一選択薬として用いられる．疾患活動性や合併症の有無，再燃の有無などによって，副腎皮質ステロイドの投与量，およびステロイドパルス療法，免疫抑制薬や疾患修飾性抗リウマチ薬（disease modifying anti-rheumatic drugs：DMARDs）の併用の必要性を検討する．また，近年では副腎皮質ステロイド治療抵抗例に対する生物学的製剤の有効性が報告され，臨床応用されることがある．ただし免疫抑制薬，DMARDs，生物学的製剤はいずれも ASD への使用は保険適用外であることを念頭に，使用の是非については経済的観点も含めて慎重に検討する必要がある．

（近藤裕也）

1. 診療ガイドライン 2017 年版

タイトル	成人スチル病診療ガイドライン 2017 年版	
目的	成人スチル病（ASD）の診断，疾患活動性評価，治療の向上を目的とする．なお，ASD には全身型若年性特発性関節炎（全身型 JIA）で成人に達した患者も含まれることから，その成人例を理解するために全身型 JIA もカバーしている．	
トピック	ASD	
想定される利用者，利用施設	ASD の診療にかかわるすべての医療従事者（かかりつけ医，膠原病内科医，小児科医，その他の関連診療科医，メディカルスタッフ，その他の職種），リウマチ・膠原病の専門医だけではなく，一般臨床医も対象とする．さらに，ASD に関した医療情報が必要な一般人も対象と考える．	
既存ガイドラインとの関係	既存のガイドラインは存在しない	
重要臨床課題	重要臨床課題 1	臨床症状：AOSD の臨床所見（発熱，皮疹，関節炎），検査所見，合併症（臓器障害，マクロファージ活性化症候群，薬剤アレルギー）の特徴を明らかにする．
	重要臨床課題 2	治療法：AOSD に対する非ステロイド性抗炎症薬（NSAIDs），副腎皮質ステロイド，免疫抑制薬，生物学的製剤の有効性と安全性を明らかにする．
	重要臨床課題 3	全身型 JIA の臨床症状，検査所見，臓器障害の特徴と治療の有効性と安全性を明らかにする．
ガイドラインがカバーする範囲	ASD を有する患者	
クリニカルクエスチョン（CQ）リスト	CQ1〜CQ27	ガイドラインサマリー参照

2. 2023 年 Update

タイトル	成人スチル病診療ガイドライン 2017 年版［2023 年 Update］	
目的	成人スチル病（ASD）の診断，疾患活動性評価，治療の向上を目的とする．なお，ASD には全身型若年性特発性関節炎（全身型 JIA）が成人に達した患者も含まれることから，その成人例を理解するために全身型 JIA もカバーしている．	
トピック	ASD	
想定される利用者，利用施設	ASD の診療にかかわるすべての医療従事者（かかりつけ医，膠原病内科医，小児科医，その他の関連診療科医，メディカルスタッフ，その他の職種），リウマチ・膠原病の専門医だけではなく，一般臨床医も対象とする．さらに，ASD に関した医療情報が必要な一般人も対象と考える．	
既存ガイドラインとの関係	既存の成人スチル病診療ガイドラインを補完する	
重要臨床課題	重要臨床課題 1	臨床症状：成人発症スチル病の臨床所見（発熱，皮疹，関節炎），検査所見，合併症（臓器障害，マクロファージ活性化症候群，薬剤アレルギー）の特徴を明らかにする．
	重要臨床課題 2	治療法：成人発症スチル病に対する非ステロイド性抗炎症薬（NSAIDs），ステロイド，免疫抑制薬，生物学的製剤の有効性と安全性を明らかにする．
	重要臨床課題 3	全身型 JIA の臨床症状，検査所見，臓器障害の特徴と治療の有効性と安全性を明らかにする．
ガイドラインがカバーする範囲	ASD を有する患者	
クリニカルクエスチョン（CQ）リスト	CQ19, 22, 23	ガイドラインサマリー参照

システマティックレビューに関する事項

1. 診療ガイドライン 2017 年版

エビデンスの検索	●エビデンスタイプ：既存のガイドライン，SR 論文，個別研究論文を，この順番の優先順位で検索する．個別研究論文としては，RCT，非ランダム化比較研究，観察研究，症例報告を検索の対象とする． ●データベース：既存のガイドラインについては，National Guideline Clearinghouse（NCG），NICE Evidence Search，Minds ガイドラインセンターを検索．SR 論文については，The Cochrane Database of Systematic Reviews を検索．個別研究論文については，PubMed，医中誌，The CochraneLibrary を検索． ●検索の基本方針：介入の検索に際しては，PICO フォーマットを用いる． ●検索対象期間：すべてのデータベースについて，2000 年〜2015 年 5 月．検索結果によって，一部の CQ では検索期間を 1980 年〜に延長． ＊文献検索は日本医学図書館協会に依頼．
文献の選択基準，除外基準	●採用条件を満たす既存のガイドライン，SR 論文が存在する場合には，それを第一優先とする． ●採用条件を満たす既存のガイドライン，SR 論文がない場合には，個別研究論文を対象として，*de novo* で SR を実施する． ●*de novo* の SR では，採用条件を満たす RCT を優先して実施する． ●採用条件を満たす RCT がない場合には，観察研究を対象とする． ●CQ によっては，症例集積研究，症例報告も対象とする．
エビデンスの評価と統合の方法	●エビデンス総体の強さの評価は，「Minds 診療ガイドライン作成の手引き 2014」および「Minds 診療ガイドライン作成マニュアル Ver. 2.0」の方法に基づく． ●エビデンス総体の統合は，質的な統合を基本とし，適切な場合は量的な統合も実施する． エビデンス総体のエビデンスの強さ A（強）：効果の推定値に強く確信がある B（中）：効果の推定値に中等度の確信がある C（弱）：効果の推定値に対する確信は限定的である D（非常に弱い）：効果の推定値がほとんど確信できない ＊RCT のみでまとめられたエビデンス総体の初期評価は「A」，観察研究（コホート研究，症例対照研究）のみでまとめられたエビデンス総体の初期評価は「C」，症例報告・症例集積研究のみでまとめられたエビデンス総体の初期評価は「D」とする． ＊エビデンスの強さの評価を下げる 5 項目（バイアスリスク，非直接性，非一貫性，不精確，出版バイアス），上げる 3 項目（介入による大きな効果，用量-反応勾配，可能性のある交絡因子による効果の減弱）の検討を行い，エビデンスの強さを分類する．

2. 2023 年 Update

実施スケジュール	●文献検索：3 ヵ月 ●文献スクリーニング：3 ヵ月 ●エビデンス総体の評価と統合：6 ヵ月 （CQ ごとに並行して行い，全体として 12 ヵ月，2021 年 1 月〜2021 年 12 月）
エビデンスの検索	●エビデンスタイプ：既存のガイドライン，システマティックレビュー論文，個別研究論文を，この順番の優先順位で検索する．個別研究論文としては，RCT，非ランダム化比較試験，観察研究，症例報告を検索の対象とする． ●データベース：既存のガイドラインについては，National Guideline Clearinghouse（NCG），NICE Evidence Search，Minds ガイドラインセンターを検索．システマティックレビュー論文については，Cochrane Database of Systematic Reviews を検索．個別研究論文については，PubMed，医中誌，The Cochrane Library を検索． ●検索の基本方針：介入の検索に際しては，PICO フォーマットを用いる． ●検索対象期間：すべてのデータベースについて，2011 年〜2020 年 12 月．

文献の選択基準, 除外基準	●採用条件を満たす既存のガイドライン, システマティックレビュー論文が存在する場合には, それを第一優先とする. ●採用条件を満たす既存のガイドライン, システマティックレビュー論文がない場合には, 個別研究論文を対象として, *de novo* で SR を実施する. ● *de novo* の SR では, 採用条件を満たす RCT を優先して実施する. ●採用条件を満たす RCT がない場合には, 観察研究を対象とする. ●CQ によっては, 症例集積研究, 症例報告も対象とする.
エビデンスの評価と統合の方法	●エビデンス総体の強さの評価は, 「Minds 診療ガイドライン作成マニュアル 2020 年版 Ver 3.0」の方法に基づく. ●エビデンス総体の統合は, 質的な統合を基本とし, 適切な場合は量的な統合も実施する. エビデンス総体のエビデンスの強さ A（強）：効果の推定値に強く確信がある B（中）：効果の推定値に中等度の確信がある C（弱）：効果の推定値に対する確信は限定的である D（とても弱い）：効果の推定値がほとんど確信できない ＊RCT のみでまとめられたエビデンス総体の初期評価は「A」, 観察研究（コホート研究, ケースコントロール研究）のみでまとめられたエビデンス総体の初期評価は「C」, 症例報告・症例集積研究のみでまとめられたエビデンス総体の初期評価は「D」とする. ＊エビデンスの強さの評価を下げる 5 項目（バイアスリスク, 非直接性, 非一貫性, 不精確, 出版バイアス）, 上げる 3 項目（介入による大きな効果, 用量-反応勾配, 可能性のある交絡因子による効果の減弱）の検討を行い, エビデンスの強さを分類する.

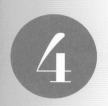 推奨作成から最終化，公開までに
関する事項

1. 診療ガイドライン 2017 年版

推奨作成の 基本方針	●SR チームが作成したエビデンス総体の作業シートを用い，アウトカムごとに評価されたエビデンスの強さ（エビデンス総体）を統合して，CQ に対するエビデンス総体の総括を提示する． 推奨決定のための，アウトカム全般のエビデンスの強さ A（強）：効果の推定値に強く確信がある B（中）：効果の推定値に中等度の確信がある C（弱）：効果の推定値に対する確信は限定的である D（非常に弱い）：効果の推定値がほとんど確信できない ●推奨の強さの決定は，診療ガイドライン作成グループの投票（修正デルファイ法）による．診療ガイドライン作成グループの 70% 以上（11/15 人以上）の一致で推奨の強さを決定する．70% 以上の一致が得られるまで，推奨案の修正・投票を繰り返し，推奨文・推奨度を決定する． ●推奨の決定には，エビデンスの評価と統合で求められた「エビデンスの強さ」，「益と害のバランス」の他，「患者価値観の多様性」，「経済的な視点」も考慮して，推奨とその強さを決定する．
最終化	関連学会（日本リウマチ学会，日本小児リウマチ学会）からのパブリックコメントを募集して，結果を最終版に反映させる．
外部評価の 具体的方法	関連学会からのパブリックコメントに対して，診療ガイドライン作成グループは診療ガイドラインを変更する必要性を討議して，対応を決定する．
公開の予定	●パブリックコメントへの対応が終了したら，診療ガイドライン統括委員会が公開の最終決定をする． ●公開の方法は，診療ガイドライン作成グループと診療ガイドライン統括委員会が協議のうえ決定する．

2. 2023 年 Update

推奨作成の 基本方針	●SR チームが作成したエビデンス総体の作業シートを用い，アウトカムごとに評価されたエビデンスの強さ（エビデンス総体）を統合して，CQ に対するエビデンス総体の総括を提示する． 推奨決定のための，アウトカム全般のエビデンスの強さ A（強）：効果の推定値に強く確信がある B（中）：効果の推定値に中等度の確信がある C（弱）：効果の推定値に対する確信は限定的である D（とても弱い）：効果の推定値がほとんど確信できない ●推奨の強さの決定は，診療ガイドライン作成グループの投票（修正デルファイ法）による．診療ガイドライン作成グループの 70% 以上（11/15 人以上）の一致で推奨の強さを決定する．70% 以上の一致が得られるまで，推奨案の修正・投票を繰り返し，推奨文・推奨度を決定する． ●推奨の決定には，エビデンスの評価と統合で求められた「エビデンスの強さ」，「益と害のバランス」の他，「患者価値観の多様性」，「経済的な視点」も考慮して，推奨とその強さを決定する．
最終化	関連学会（日本リウマチ学会，日本小児リウマチ学会）からのパブリックコメントを募集して，結果を最終版に反映させる．
外部評価の 具体的方法	関連学会からのパブリックコメントに対して，診療ガイドライン作成グループは診療ガイドラインを変更する必要性を討議して，対応を決定する．
公開の予定	●パブリックコメントへの対応が終了したら，診療ガイドライン総括委員会が公開の最終決定をする． ●公開の方法は，ガイドライン作成グループと診療ガイドライン総括委員会が協議の上決定する．

第 *3* 章

推　奨

MEMO

CQ1 ASD に特徴的な熱型はあるか

推奨提示

推奨	1日1～2回の39℃以上のスパイク状の発熱が特徴であると提案する.

推奨の強さ	弱い：「実施する」ことを提案する

推奨作成の経過

熱型に関しては，症例集積の報告しかなく，他の発熱性疾患などの対照群と比較した研究は存在しない．エビデンスレベルは低いが，エキスパートの意見として提案した．

SR レポートのまとめ

3本の症例集積研究[1~3]をもとに検討した．成人スチル病（adult Still's disease：ASD）の熱型を他の発熱性疾患と比較した研究はなかった．ASDでは1日1回または2回の39℃以上のスパイク状の発熱が特徴である．

🔍 引用文献リスト

採用論文

1）Larson EB：Adult Still's disease. Evolution of a clinical syndrome and diagnosis, treatment, and follow-up of 17 patients. Medicine（Baltimore）1984；63：82-91
2）Reginato AJ, et al.：Adult onset Still's disease：Experience in 23 patients and literature review with emphasis on organ failure. Semin Arthritis Rheum 1987；17：39-57
3）Cush JJ, et al.：Adult-onset Still's disease：Clinical course and outcome. Arthritis Rheum 1987；30：186-194

CQ2 ASD に特徴的な皮膚所見はあるか

推奨提示

Minds 5-3

(1) ASD では，発熱と一致して出現する，サーモンピンク色で平坦な即時消退紅斑性皮疹と，出現消退をしない持続性の紅斑が特徴的な皮疹であり，皮疹の有無が診断感度を上昇させると提案する．

(2) 持続性の紅斑は，病理学的に表皮角化細胞壊死の特徴的な所見があるため，皮膚生検を行うことを提案する．

推奨の強さ	(1) 弱い：「実施する」ことを提案する (2) 弱い：「実施する」ことを提案する

推奨作成の経過

Minds 5-4

3本の症例対照研究において，成人スチル病（adult Still's disease：ASD）以外の発熱性疾患を対象とした場合に皮疹の有無が診断特異度を上昇される可能性が示唆され，特に一過性，ASD に典型的な皮疹は ASD に特異性が高い所見であることが示唆された．

また，2本の症例集積研究の結果から，ASD の経過中に顔面，頸部，体幹，四肢伸側などに持続性紅斑が高頻度（64～78%）に認められ，病理学的には一過性紅斑が表在血管周囲の炎症細胞浸潤であるのに対して，持続性紅斑は表皮角化細胞壊死と周囲の炎症細胞浸潤であることが報告されている．

以上の結果，エビデンスは弱いが，即時消退紅斑性皮疹の有無や持続性の紅斑の皮膚生検は ASD の診断感度，特異度を上昇させる可能性がある．

SR レポートのまとめ

Minds 4-10

5本の観察研究（3本の症例対照研究[1~3]，2本の症例集積研究[4~5]）を対象に SR を実施した．

3本の症例対照研究[1~3]において，ASD 以外の発熱性疾患を対照とした場合に皮疹の有無が診断感度を上昇させる可能性が示唆された エビデンスの強さ D （非常に弱い）．

3本の症例対照研究[1~3]において，ASD 以外の発熱性疾患を対照とした場合に皮疹の有無が診断特異度を上昇される可能性が示唆され，特に一過性，ASD に典型的な皮疹は ASD に特異性が高い所見であることが示唆された D．

皮疹の性状に関しては，症例対照研究では明示されていないが，2本の症例集積研究の結果から ASD の経過中に一過性紅斑と同様に顔面，頸部，体幹，四肢伸側などに持続性紅斑が高頻度（64～78%）に認められ，病理学的には一過性紅斑が表在血管周囲の炎症細胞浸潤であるのに対して，持続性紅斑は角化上皮細胞の壊死巣と周囲の炎症細胞浸潤であることが報告されている[4~5]．

以上の結果，エビデンスは弱いが，皮疹の有無は ASD の診断感度，特異度を上昇させる可能性がある．

🔍 引用文献リスト

採用論文

1）Vanderschueren S, et al. ： Adult-onset Still's disease ： still a diagnosis of exclusion. A nested case-control study in patients with fever of unknown origin. Clin Exp Rheumatol 2012 ； 30 ： 514-519

2）Jiang L, et al. ： Evaluation of clinical measures and different criteria for diagnosis of adult-onset Still's disease in a Chinese population. J Rheumatol 2011 ； 38 ： 741-746

3）Crispin JC, et al. ： Adult-onset Still disease as the cause of fever of unknown origin. Medicine （Baltimore） 2005 ； 84 ： 331-337

4）Lee JY, et al. ： Evanescent and persistent pruritic eruptions of adult-onset still disease ： a clinical and pathologic study of 36 patients. Semin Arthritis Rheum 2012 ； 42 ： 317-326

5）Lee JY, et al. ： Histopathology of persistent papules and plaques in adult-onset Still's disease. J Am Acad Dermatol 2005 ； 52 ： 1003-1008

CQ 3　ASD の関節症状の臨床的特徴はあるか

推奨提示
Minds 5-3

 推奨　多関節炎をきたし，膝，手，足関節に好発し，手根関節や手関節に骨びらんや骨癒合・骨性強直をきたすことが多いことを提案する.

推奨の強さ	弱い：「実施する」ことを提案する

推奨作成の経過
Minds 5-4

　　症例集積研究 12 本，若年性特発性関節炎（juvenile idiopathic arthritis：JIA）との症例対照研究 3 本，不明熱患者との症例対照研究 1 本，感染症，膠原病，不明熱などを対象疾患とした症例対照研究 1 本を対象に SR を実施した．いずれも観察研究の報告である．これらの観察研究において，関節痛や関節炎は高頻度に認められることが記載されている．関節症状の特徴は，多関節炎をきたす例が多く，膝，手，足関節に好発する．手根関節や手関節に骨びらんや，関節裂隙狭小化，骨癒合・骨性強直をきたすことがある.

　　観察研究からの臨床症状の集積であり，関節症状の臨床的特徴は，弱いと提案する.

SR レポートのまとめ
Minds 4-10

　　症例集積研究 12 本[1~12]，JIA との症例対照研究 3 本[13~15]，不明熱患者との症例対照研究 1 本[16]，感染症，膠原病，不明熱などを対象疾患とした症例対照研究 1 本[17]を対象に SR を実施した．いずれも観察研究の報告である.

　　関節症状は成人スチル病（adult Still's disease：ASD）における 3 大主症状の 1 つであり，関節痛は83~100%，関節炎は 51~94% の ASD 患者で認められている．関節症状はスパイク状の発熱（spike fever）に悪化する傾向がある[1]．また ASD 発症早期に症状が強い．多関節炎をきたす例が多く，膝，手，足関節に好発する．ASD 患者の約 1/3 は慢性関節炎型であるが，6 ヵ月以上の関節症状持続は慢性関節炎型の臨床経過と関連があった[2]．また診断時に関節炎および骨びらんありは慢性関節炎型の臨床経過に移行する強い予測因子だった[3].

　　ASD の診断において関節症状のみの感度，特異度を検討しているのは，Yamaguchi らの報告 1 本である[17]．Yamaguchi らの報告によると関節症状の陽性頻度（感度）は ASD 患者の 100% だった．ASD の診断において，2 週間以上持続する関節症状の感度は 90%，特異度は 50% と算出された．関節症状は ASD における 3 大主症状の 1 つで診断には有用な症状だが ASD に特異的な症状とはいえず，関節症状をきたす他の疾患を鑑別する必要がある　エビデンスの強さ C（弱）.

　　ASD 患者の X 線による関節異常所見は 14~40% に認められているが，1990 年代の報告では 40% 台だったのが 2000 年代になって 20% 台に減ってきている．骨破壊は手関節，手根関節に多い．ASD 患

者の関節機能予後は比較的良好であるが，手根関節や手関節に骨びらんや，関節裂隙狭小化，骨癒合・骨性強直をきたすことがある[1,4,5,8〜12]．癒合強直をきたす例も 1990 年代の報告では 15〜25% と多かったが，2000 年代には 1.6〜7.1% と減ってきており，ASD の早期診断と治療が可能になったことが影響しているのではないかと考えられる．Colina らによると，ASD 患者における骨破壊スコア（骨びらんと関節裂隙狭小化）の増加は血清フェリチン値（$P<0.001$）および関節リウマチ疾患活動性指標である disease activity score 28（DAS28）値（$P<0.001$）と関連があり，血清フェリチン値と DAS28 が高くなるほど骨破壊（骨びらんと関節裂隙狭小化）の進行が早かった[2]．ただし，1 本の報告のみなのでエビデンスレベルは非常に弱い．

🔍 引用文献リスト

Minds 4-4

採用論文

1）Pouchot J, et al.：Adult Still's disease：manifestations, disease course, and outcome in 62 patients. Medicine（Baltimore）1991；70：118-136
2）Colina M, et al.：The evolution of adult-onset Still disease：an observational and comparative study in a cohort of 76 Italian patients. Semin Arthritis Rheum 2011；41：279-285
3）Gerfaud-Valentin M, et al.：Adult-onset Still disease. Manifestations, treatment, outcome, and prognostic factors in 57 patients. Medicine（Baltimore）2014；93：91-99
4）Mahfoudhi M, et al.：Epidemiology and outcome of articular complications in adult onset still's disease. Pan Afr Med J 2015；22：77
5）Masson C, et al.：Adult Still's disease.：part Ⅰ. Manifestations and complications in sixty-five cases in France. Part Ⅱ. Management, outcome, and prognostic factors. Rev Rhum Engl Ed 1995；62：748-757, 758-765
6）Ohta A, et al.：Adult Still's disease：a multicenter survey of Japanese patients. J Rheumatol 1990；17：1058-1063
7）Cush JJ, et al.：Adult-onset Still's disease. Clinical course and outcome. Arthritis Rheum 1987；30：186-194
8）Iliou C, et al.：Adult-onset Still's disease：clinical, serological and therapeutic considerations. Clin Exp Rheumatol 2013；31：47-52
9）Franchini S, et al.：Adult-onset Still's disease：clinical presentation in a large cohort of Italian patients. Clin Exp Rheumatol 2010；28：41-48
10）Cagatay Y, et al.：Adult-onset still's disease. Int J Clin Pract 2009；63：1050-1055
11）Riera E, et al.：Adult onset Still's disease：review of 41 cases. Clin Exp Rheumatol 2011；29：331-336
12）Asanuma YF, et al.：Nationwide epidemiological survey of 169 patients with adult Still's disease in Japan. Mod Rheumatol 2015；25：393-400
13）Pay S, et al.：A multicenter study of patients with adult-onset Still's disease compared with systemic juvenile idiopathic arthritis. Clin Rheumatol 2006；25：639-644
14）田中信介, 他：全身型発症若年性関節リウマチと成人発症スチル病の臨床的比較検討．リウマチ 1991；31：511-518
15）Lin SJ, et al.：Different articular outcomes of Still's disease in Chinese children and adults. Clin Rheumatol 2000；19：127-130
16）Vanderschueren S, et al.：Adult-onset Still's disease：still a diagnosis of exclusion. A nested case-control study in patients with fever of unknown origin. Clin Exp Rheumatol 2012；30：514-519
17）Yamaguchi M, et al.：Preliminary criteria for classification of adult Still's disease. J Rheumatol 1992；19：424-430

CQ4 小児期発症例（全身型若年性特発性関節炎）における臨床的特徴はあるか

推奨提示 Minds 5-3

診断時に重要な臨床症状は，発熱（98〜100%），皮疹（67.9〜100%），関節炎（88〜100%）であり，関節炎は，膝関節，足関節に多い傾向があり，一部の症例ではマクロファージ活性化症候群を合併する特徴を有すると提案する.

推奨の強さ	弱い：「実施する」ことを提案する

推奨作成の経過 Minds 5-4

　臨床症状に関してのエビデンスレベルの高い論文はない．4本の症例集積研究，1本のコホート研究があった．それらの研究において，共通した臨床症状を推奨文として提示した.

　臨床的特徴としての，発熱，皮疹，関節炎は，他の疾患においても主症状となることがあり，全身型若年性特発性関節炎（juvenile idiopathic arthritis：JIA）に特異的な症状ではない．そのため，推奨は弱いと考える.

SR レポートのまとめ Minds 4-10

　4本の観察研究（4本の症例集積研究[1~4]，1本のコホート研究[5]）を対象に SR を実施した.

　今回の SR においては，症例対照が設定されない研究が対象であったため，全身型 JIA の感度，特異度を上昇させる臨床的特徴の同定には至らなかった．また骨破壊に関する明確なエビデンスも同定できなかった.

　全身型 JIA においては，4つの症例集積研究において発症時には 98〜100% で発熱を認め，皮疹は 67.9〜100% に認めた[1~4]．このうち JIA の症例の中で全身型とその他の病型とを比較した研究においては，統計学的な解析は行われていないが，発熱，皮疹の頻度は他の病型に比較して高頻度であった[1]．また，発症時に関節炎を認めるのは 88〜100% であり，必ずしも発症時には関節炎を認めない症例が存在することが示唆された．罹患関節の特徴については，いずれの研究においても膝の頻度が最も高く，足関節，手関節，肘関節，近位指節関節などがこれに続くことが示された.

　以上の結果から，感度，特異度についての検討は不可能であるが，発熱，皮疹，膝関節・足関節を中心とした関節炎の存在が，全身型 JIA の特徴的な臨床症状である可能性がある エビデンスの強さ D（非常に弱い）.

採用論文

1) Huang H, et al. : Clinical analysis in 202 children with juvenile idiopathic arthritis. Clin Rheumatol 2013 ; 32 : 1021-1027

2) Tsai HY, et al. : Initial manifestations and clinical course of systemic onset juvenile idiopathic arthritis : a ten-year retrospective study. J Formos Med Assoc 2012 ; 111 : 542-549

3) Yeh TL, et al. : Juvenile idiopathic arthritis presenting with prolonged fever. J Microbiol Immunol Infect 2010 ; 43 : 169-174

4) Behrens EM, et al. : Evaluation of the presentation of systemic onset juvenile rheumatoid arthritis : data from the Pennsylvania Systemic Onset Juvenile Arthritis Registry (PASOJAR). J Rheumatol 2008 ; 35 : 343-348

5) Shen CC, et al. : Clinical features of children with juvenile idoopathic arthritis using the ILAR classification criteria : A community-based cohort study in Taiwan. J Microbiol Immunol Infect 2013 ; 46 : 288-294

CQ5 ASD の診断，鑑別に有用な血液検査所見はあるか

推奨提示

Minds 5-3

 推奨

血清 CRP 上昇，赤血球沈降速度亢進，白血球数（10,000/μL 以上），好中球数（80％以上），血清フェリチン（基準値上限の 5 倍以上），肝逸脱酵素上昇，血清 IL-18 上昇を特徴的検査所見として提案する．

推奨の強さ	弱い：「実施する」ことを提案する

推奨作成の経過

Minds 5-4

　本 CQ のアウトカムとして診断感度および特異度の上昇が挙げられており，これらに関して SR が実施された．

　SR の結果，感度上昇に寄与し得る血液検査所見として，血清 CRP 上昇，赤血球沈降速度亢進，白血球数 10,000/μL 以上，好中球数 80％以上，血清フェリチン基準値上限の 5 倍以上，肝逸脱酵素上昇，血清 IL-18 上昇が挙げられ，特異度上昇に寄与し得る血液検査所見として好中球数 80％以上，血清フェリチン基準値上限の 5 倍以上，糖化フェリチン 20％以下，肝逸脱酵素上昇，血清 IL-18 上昇が挙げられた．報告により対照疾患が異なり，また cut-off 値も異なって，その結果，特異度が異なっていた．SR の対象とされた文献は，いずれも比較的少数例の症例対照研究や症例集積研究であり，エビデンスの総括は エビデンスの強さ D（非常に弱い）であった．

　比較的高い感度，特異度を示した血液検査項目から診断，鑑別に有用な血液検査所見を血清 CRP 上昇，赤血球沈降速度亢進，白血球数 10,000/μL 以上，好中球数 80％以上，血清フェリチン基準値上限の 5 倍以上，肝逸脱酵素上昇，血清 IL-18 上昇とした．

　血清 IL-18 については，成人スチル病（adult Still's disease：ASD）における診断的価値が高いことが指摘されている．一方で測定について保険適用がなく，一般臨床医が利用するには限界がある点が，本推奨における課題である．

SR レポートのまとめ

Minds 4-10

　RCT はなく，比較的少数例の症例対照研究および症例集積研究[1~19]のみで，バイアスは大きく，エビデンスも非常に弱い．報告により対照疾患の選定も異なり，cut-off 値も異なるものが多く，その結果感度や特異度も報告によって異なる．ASD の診断や鑑別に役立つ，比較的高い感度，特異度を示した血液検査項目は，CRP 上昇[5,7,9,10,17~19]，赤血球沈降速度亢進[5,9,18,19]，白血球数 10,000/μL 以上[5,6,13,17~19]，好中球数 80％以上[6,13,17~19]，血清フェリチン（基準値上限の 5 倍以上）[6,8,13,17]，糖化フェリチン 20％以下[13,17,19]，肝逸脱酵素上昇[5,9,13,17~19]，IL-18 上昇[2,4,15,16]であった D．類似 study からの複数の報告があり，実際の正確な検討例数は不明なものが多くメタアナリシスは困難と思われる．

採用論文

1）Colafrancesco S, et al.：The hyperferritinemic syndromes and CD163：a marker of macrophage activation. Isr Med Assoc J 2014；16：662-663

2）Priori R, et al.：Interleukin 18：a biomarker for differential diagnosis between adult-onset Still's disease and sepsis. J Rheumatol 2014；41：1118-1123

3）Park HJ, et al.：Delta neutrophil index as an early marker for differential diagnosis of adult-onset Still's disease and sepsis. Yonsei Med J 2014；55：753-759

4）Kim HA, et al.：Serum S100A8/A9, but not follistatin-like protein 1 and interleukin 18, may be a useful biomarker of disease activity in adult-onset Still's disease. J Rheumatol 2012；39：1399-1406

5）Colina M, et al.：The evolution of adult-onset Still disease：an observational and comparative study in a cohort of 76 Italian patients. Semin Arthritis Rheum 2011；41：279-285

6）Jiang L, et al.：Evaluation of clinical measures and different criteria for diagnosis of adult-onset Still's disease in a Chinese population. J Rheumatol 2011；38：741-746

7）Rau M, et al.：Clinical manifestations but not cytokine profiles differentiate adult-onset Still's disease and sepsis. J Rheumatol 2010；37：2369-2376

8）Lian F, et al.：Clinical features and hyperferritinemia diagnostic cutoff points for AOSD based on ROC curve：a Chinese experience. Rheumatol Int 2012；32：189-192

9）Zhu G, et al.：Liver abnormalities in adult onset Still's disease：a retrospective study of 77 Chinese patients. J Clin Rheumatol 2009；15：284-288

10）Chen DY, et al.：Diagnostic value of procalcitonin for differentiation between bacterial infection and non-infectious inflammation in febrile patients with active adult-onset Still's disease. Ann Rheum Dis 2009；68：1074-1075

11）Scirè CA, et al.：Diagnostic value of procalcitonin measurement in febrile patients with systemic autoimmune diseases. Clin Exp Rheumatol 2006；24：123-128

12）Kirino Y, et al.：Increased serum HO-1 in hemophagocytic syndrome and adult-onset Still's disease：use in the differential diagnosis of hyperferritinemia. Arthritis Res Ther 2005；7：R616-624

13）Fautrel B, et al.：Proposal for a new set of classification criteria for adult-onset still disease. Medicine（Baltimore）2002；81：194-200

14）ten Kate J, et al.：Iron saturation of serum ferritin in patients with adult onset Still's disease. J Rhumatol 2001；28：2213-2215

15）Kawaguchi Y, et al.：Interleukin-18 as a novel diagnostic marker and indicator of disease severity in adult-onset Still's disease. Arthritis Rheum 2001；44：1716-1717

16）Kawashima M, et al.：Levels of interleukin-18 and its binding inhibitors in the blood circulation of patients with adult-onset Still's disease. Arthritis Rheum 2001；44：550-560

17）Fautrel B, et al.：Diagnostic value of ferritin and glycosylated ferritin in adult onset Still's disease. J Rheumatol 2001；28：322-329

18）Asanuma YF, et al.：Nationwide epidemiological survey of 169 patients with adult Still's disease in Japan. Mod Rheumatol 2015；25：393-400

19）Gerfaud-Valentin M, et al.：Adult-onset still disease：manifestations, treatment, outcome, and prognostic factors in 57 patients. Medicine（Baltimore）2014；93：91-99

CQ6 ASDの活動性評価に有用な血液検査所見はあるか

推奨作成の経過 　　　　　　　　　　　　　　　　　Minds 5-4

　本CQのアウトカムとしては，成人スチル病（adult Still's disease：ASD）の診断が挙げられており，これに関してSRが実施された．

　SRの結果，臨床症状の改善とともにCRP，赤血球沈降速度，フェリチン，白血球数，好中球数，肝逸脱酵素などは正常化するとされ，また特殊な検査としてサイトカイン・炎症関連マーカー（血清IL-18，IL-1β，IL-6，可溶性CD25（可溶性IL-2受容体），可溶性ICAM-1（intercellular adhesion molecule-1），hemoxygenase-1，calprotectin）と疾患活動性との関連が明らかにされ，特にIL-18は活動性と相関するとともに，高値例では治療抵抗（重症）になりやすいとされる．ただし現状でまだ確立したASDの活動性指標がなく，文献によって活動性指標が異なっていることからメタアナリシスが困難であった．SRの対象とされた文献は，いずれも症例集積研究であり，エビデンスの総括は **エビデンスの強さ D（非常に弱い）** であった．

　IL-18を含むサイトカインや炎症関連マーカーは活動性評価において有用である可能性が指摘されているが，一方で測定について保険適用の点で制限されており，一般臨床医が利用するには限界があると考えられる点が，本推奨における課題である．したがって，推奨文内では特に有用性が指摘されているIL-18について活動性，重症度推定の参考所見とする旨を記載した．

SRレポートのまとめ 　　　　　　　　　　　　　　　Minds 4-10

　比較的少数例の症例集積研究24本および症例報告3本[1~27]のみで，バイアスは大きく，エビデンスも非常に弱い．またASDの活動性をなにによって評価するか，発熱などの臨床像の改善でinactiveと判断するのか，あるいは（主観的に作成された）Pouchotの活動性スコア，その一部を変更したRauのスコアでみるかによっても異なり，メタアナリシスは困難である．多くの症例集積研究より，臨床症状の改善とともにCRP[17,19,20,26,27]，赤血球沈降速度[19,25,27]，フェリチン[11,17,19~24,26,27]，白血球数[19,25,26]，好中球数[22,25]，肝逸脱酵素[26]などは正常化するとされ，また特殊な検査としてサイトカイン・炎症関連マーカー（血清IL-18[2,4~6,12~16]，IL-1β[6]，IL-6[6,12,18]，可溶性CD25（可溶性IL-2受容体）[13,14]，可溶性ICAM-1[10]，hemoxygenase-1[11]，calprotectin[3,7]）と疾患活動性との関連が報告されている **D**．なかでもIL-18は活動性と相関するとともに，高値例では治療抵抗（重症）になりやすいとされる **D**[15]．

採用論文

1) Colafrancesco S, et al.：sCD163 in AOSD：a biomarker for macrophage activation related to hyperferritinemia. Immunol Res 2014；60：177-183

2) Priori R, et al.：Interleukin 18：a biomarker for differential diagnosis between adult-onset Still's disease and sepsis. J Rheumatol 2014；41：1118-1123

3) Kim HA, et al.：Serum S100A8/A9, but not follistatin-like protein 1 and interleukin 18, may be a useful biomarker of disease activity in adult-onset Still's disease. J Rheumatol 2012；39：1399-1406

4) Kasama T, et al.：Correlation of serum CX3CL1 level with disease activity in adult-onset Still's disease and significant involvement in hemophagocytic syndrome. Clin Rheumatol 2012；31：853-860

5) Colina M, et al.：The evolution of adult-onset Still disease：an observational and comparative study in a cohort of 76 Italian patients. Semin Arthritis Rheum 2011；41：279-285

6) Chen DY, et al.：Potential role of Th17 cells in the pathogenesis of adult-onset Still's disease. Rheumatology（Oxford）2010；49：2305-2312

7) Jung SY, et al.：Serum calprotectin as a marker for disease activity and severity in adult-onset Still's disease. J Rheumatol 2010；37：1029-1034

8) Zou YQ, et al.：The levels of macrophage migration inhibitory factor as an indicator of disease activity and severity in adult-onset Still's disease. Clin Biochem 2008；41：519-524

9) Chen DY, et al.：Elevated levels of soluble Fas（APO-1, CD95）, soluble Fas ligand, and matrix metalloproteinase-3 in sera from patients with active untreated adult onset Still's disease. Clin Rheumatol 2007；26：393-400

10) Chen DY, et al.：Association of intercellular adhesion molecule-1 with clinical manifestations and interleukin-18 in patients with active, untreated adult-onset Still's disease. Arthritis Rheum 2005；53：320-327

11) Kirino Y, et al.：Increased serum HO-1 in hemophagocytic syndrome and adult-onset Still's disease：use in the differential diagnosis of hyperferritinemia. Arthritis Res Ther 2005；7：R616-624

12) Chen DY, et al.：Proinflammatory cytokine profiles in sera and pathological tissues of patients with active untreated adult onset Still's disease. J Rheumatol 2004；31：2189-2198

13) Choi JH, et al.：Serum cytokine profiles in patients with adult onset Still's disease. J Rheumatol 2003；30：2422-2427

14) Fujii T, et al.：Cytokine and immunogenetic profiles in Japanese patients with adult Still's disease. Association with chronic articular disease. Rheumatology（Oxford）2001；40：1398-1404

15) Kawaguchi Y, et al.：Interleukin-18 as a novel diagnostic marker and indicator of disease severity in adult-onset Still's disease. Arthritis Rheum 2001；44：1716-1717

16) Kawashima M, et al.：Levels of interleukin-18 and its binding inhibitors in the blood circulation of patients with adult-onset Still's disease. Arthritis Rheum 2001；44：550-560

17) Sobieska M, et al.：Still's disease in children and adults：a distinct pattern of acute-phase proteins. Clin Rheumatol 1998；17：258-260

18) Hoshino T, et al.：Elevated serum interleukin 6, interferon-gamma, and tumor necrosis factor-alpha levels in patients with adult Still's disease. J Rheumatol 1998；25：396-398

19) Fujii T, et al.：Methotrexate treatment in patients with adult onset Still's disease--retrospective study of 13 Japanese cases. Ann Rheum Dis 1997；56：144-148

20) Hoshino T, et al.：TCR gamma delta＋T cells in peripheral blood of patients with adult Still's disease. J Rheumatol 1996；23：124-129

21) Van Reeth C, et al.：Serum ferritin and isoferritins are tools for diagnosis of active adult Still's disease. J Rheumatol 1994；21：890-895

22) Koga T, et al.：A 72-year-old female with adult Still's disease. Intern Med 1992；31：1356-1358

23) Coffernils M, et al.：Hyperferritinemia in adult onset Still's disease and the hemophagocytic syndrome. J Rheumatol 1992；19：1425-1427

24) Schwarz-Eywill M, et al.：Evaluation of serum ferritin as a marker for adult Still's disease activity. Ann Rheum Dis 1992；51：683-685

25) Aydintug AO, et al.：Low dose methotrexate treatment in adult Still's disease. J Rheumatol 1992；19：431-435

26) 厚川和裕，他：重症肝障害・播種性血管内血液凝固（DIC）を合併した成人発症 Still 病の 1 症例．日内会誌 1994；83：2151-2153

27) Ota T, et al.：Serum ferritin as a useful test for diagnosis of adult Still's disease. Jpn J Rheumatol 1990；2：119-125

CQ 7 ASDで認められるリンパ節腫脹に対するリンパ節生検は有用か

推奨提示　

 推奨　リンパ節生検は悪性リンパ腫や感染性リンパ節炎の除外診断に意義があると提案する.

推奨の強さ	弱い：「実施する」ことを提案する

推奨作成の経過　

本CQのアウトカムとして診断および他疾患の除外が挙げられており，これらに関してSRが実施された.

SRの結果，成人スチル病（adult Still's disease：ASD）のリンパ節生検の病理所見は一般に，反応性過形成（リンパ節炎）であり，その程度はさまざまであった.しかし，所見の特異性は低く，ASDの診断に有用な所見は乏しいと考えられた.ただし，しばしば鑑別が必要となる悪性リンパ腫や感染性リンパ節炎の除外診断のための意義はあると思われた.

SRの対象とされた文献は，いずれも比較的少数例の症例集積研究と症例報告であり，エビデンスの総括は エビデンスの強さD（非常に弱い） であった.

SRレポートのまとめ　

3つの症例集積研究[1~3]，4つの症例報告[4~7]を対象にSRを実施した.いずれの報告もバイアスが大きく，エビデンス総体としては非常に弱いが，ASDのリンパ節生検の病理所見は一般に，反応性過形成（リンパ節炎）であり，その程度はさまざまである.しかし，所見の特異性は低く，ASDの診断に有用な所見は乏しいと考えられる **D**.むしろ，しばしば鑑別が必要となる悪性リンパ腫や感染性リンパ節炎の除外診断のための意義はあると思われる **D**.

🔍 引用文献リスト　

採用論文

1）Kim HA, et al.：The pathologic findings of skin, lymph node, liver, and bone marrow in patients with adult-onset still disease：a comprehensive analysis of 40 cases. Medicine（Baltimore）2015：94：e787
2）Jeon YK, et al.：Spectrum of lymph node pathology in adult onset Still's disease；analysis of 12 patients with one follow up biopsy. J Clin Pathol 2004：57：1052-1056
3）Kojima M, et al.：Lymph node lesion in adult-onset Still's disease resembling peripheral T-cell lymphoma：a report of three cases. Int J Surg Pathol 2002：10：197-202
4）De Clerck KF, et al.：Bartonella endocarditis mimicking adult Still's disease. Acta Clin Belg 2008：63：190-192

5) Lee SW, et al.：Dermatopathic lymphadenopathy in a patient with adult onset Still's disease. Clin Exp Rheumatol 2007；25：312-314
6) Ambrocio DU, et al.：57-year-old Asian-American man with Kikuchi's disease. Hawaii Med J 2006；65：315-317
7) Soy M, et al.：Lymphadenopathy in adult-onset Still's disease mimicking peripheral T-cell lymphoma. Clin Rheumatol 2004；23：81-82

CQ 8 小児期発症例（全身型若年性特発性関節炎）において特徴的な血液検査所見はあるか

推奨提示 Minds 5-3

推奨

小児期発症例（全身型若年性特発性関節炎）においては，血清フェリチン，可溶性 CD25（可溶性 IL-2 受容体），IL-18 の上昇を特徴的検査所見として提案する．

推奨の強さ	弱い：「実施する」ことを提案する

推奨作成の経過 Minds 5-4

　本 CQ のアウトカムとして小児発症例（全身型若年性特発性関節炎（juvenile idiopathic arthritis：JIA））の診断感度および特異度の上昇が挙げられており，これらに関して SR が実施された．

　SR の結果，感度上昇に寄与し得る血液検査所見として，白血球数増加，好中球数増加，血小板数増加，CRP 増加，赤血球沈降速度亢進，フェリチン増加が挙げられ，特異度上昇に寄与し得る検査所見として血清フェリチン，可溶性 CD25（可溶性 IL-2 受容体），IL-18 が挙げられた．それぞれの cut-off 値については，対照群が健常者，関節炎型 JIA，他の発熱性疾患など一貫しておらずメタアナリシスは困難である点や，小児の正常値が年齢によって異なる点などから，設定が困難であった．SR の対象とされた文献は，いずれも比較的少数例の症例集積研究であり，エビデンスの総括は **エビデンスの強さ D（非常に弱い）** であった．

　上記の所見のうち，感度の上昇に寄与する所見はいずれも炎症性疾患において非特異的な所見であり，小児発症例（全身型 JIA）の特徴的な所見としては特異度をより重視して，血清フェリチン，可溶性 CD25（可溶性 IL-2 受容体），IL-18 の上昇とした．

　IL-18 については，全身型 JIA における診断的価値が高いことが指摘されているが，一方で測定について保険適用の点で制限されており，一般臨床医が利用するには限界があると考えられる点が，本推奨における課題である．

SR レポートのまとめ Minds 4-10

　17 本の症例集積研究[1~17]を対象に SR を実施した．いずれの報告もバイアスが大きく，エビデンス総体としては非常に弱い．ASD の血液検査所見として感度上昇に寄与し得る検査項目としては白血球数増加，好中球数増加，血小板数増加，CRP 増加，赤血球沈降速度亢進，フェリチン増加などがある **D**．診断特異度上昇に寄与し得る検査所見として血清フェリチン 500 ng/mL 以上[2]，可溶性 CD25（可溶性 IL-2 受容体）7,500 ng/mL 以上[9]，IL-18 1,600 ng/mL 以上[6]などが報告されている **D**．

採用論文

1）Bobek D, et al.：The presence of high mobility group box-1 and soluble receptor for advanced glycation end-products in juvenile idiopathic arthritis and juvenile systemic lupus erythematosus. Pediatr Rheumatol Online J 2014；12：50

2）Davi S, et al.：Performance of current guidelines for diagnosis of macrophage activation syndrome complicating systemic juvenile Idiopathic arthritis. Arthritis Rheum 2014；66：2871-2880

3）Gorelik M, et al.：Follistatin-like protein 1 and the ferritin/erythrocyte sedimentation rate ratio are potential biomarkers for dysregulated gene expression and macrophage activation syndrome in systemic juvenile idiopathic arthritis. J Rheumatol 2013；40：1191-1199

4）Yeh TL, et al.：Juvenile idiopathic arthritis presenting with prolonged fever. J Microbiol Immunol Infect 2010；43：169-174

5）Adib N, et al.：Association between duration of symptoms and severity of disease at first presentation to paediatric rheumatology：results from the Childhood Arthritis Prospective Study. Rheumatology（Oxford）2008；47：991-995

6）Jelusić M, et al.：Interleukin-18 as a mediator of systemic juvenile idiopathic arthritis. Clin Rheumatol 2007；26：1332-1334

7）Peake NJ, et al.：Interleukin-6 signalling in juvenile idiopathic arthritis is limited by proteolytically cleaved soluble interleukin-6 receptor. Rheumatology（Oxford）2006；45：1485-1489

8）Liang TC, et al.：Analysis of childhood reactive arthritis and comparison with juvenile idiopathic arthritis. Clin Rheumatol 2005；24：388-393

9）Reddy VV, et al.：Soluble CD25 in serum：a potential marker for subclinical macrophage activation syndrome in patients with active systemic onset juvenile idiopathic arthritis. Int J Rheum Dis 2014；17：261-267

10）Smolewska E, et al.：Apoptosis of peripheral blood lymphocytes in patients with juvenile idiopathic arthritis. Ann Rheum Dis 2003；62：761-763

11）Wulffraat NM, et al.：Myeloid related protein 8 and 14 secretion reflects phagocyte activation and correlates with disease activity in juvenile idiopathic arthritis treated with autologous stem cell transplantation. Ann Rheum Dis 2003；62：236-241

12）Kimura Y, et al.：High dose, alternate day corticosteroids for systemic onset juvenile rheumatoid arthritis. J Rheumatol 2000；27：2018-2024

13）Woo P, et al.：Randomized, placebo-controlled, crossover trial of low-dose oral methotrexate in children with extended oligoarticular or systemic arthritis. Arthritis Rheum 2000；43：1849-1857

14）Aggarwal A, et al.：Evidence for activation of the alternate complement pathway in patients with juvenile rheumatoid arthritis. Rheumatology（Oxford）2000；39：189-192

15）Lin SJ, et al.：Different articular outcomes of Still's disease in Chinese children and adults. Clin Rheumatol 2000；19：127-130

16）和田友香, 他：膠原病・アレルギー疾患. 多関節型若年性関節リウマチにおける血清中 MMP-3 の変動について. 小児臨 2004；57：1091-1096

17）河合利尚, 他：サイトカインからみた炎症性疾患の検討. 埼玉医会誌 2004；38：532-537

$_{C_Q}9$　ASDに合併する臓器障害にはどのようなものがあるか

推奨提示　Minds 5-3

> **推奨**　ASDに合併する臓器障害として，肝障害，心膜炎，胸膜炎，間質性肺炎，消化器障害，腎障害を考慮することを推奨する．

推奨の強さ	強い：「実施する」ことを推奨する

推奨作成の経過　Minds 5-4

　本CQのアウトカムとして，成人スチル病（adult Still's disease：ASD）の合併症の診断，治療方針の決定，合併による予後の悪化が挙げられ，これらに関してSRが実施された．

　SRの結果，ASDに合併するおもな臓器障害としては，肝障害（AST/ALT上昇（50〜80%），ALP上昇（48〜65%）），肝腫大（10〜30%），心膜炎（10〜20%），胸膜炎（6〜18%），間質性肺炎（0〜9%），消化器障害（下痢・嘔吐・腹痛（〜20%）），腎障害（蛋白尿・血清クレアチニン高値（〜25%））が挙げられたが，臓器障害の診断方法は報告により違いがあってその頻度にはかなりの隔たりがあること，いずれも比較的少数例の症例集積研究であることから，エビデンスとしては非常に弱い **エビデンスの強さD（非常に弱い）**．また，臓器障害の有無と治療方針に関して直接検討した報告はないが，マクロファージ活性化症候群を合併している場合には肝障害がより高率に起こり強力な治療を必要とする頻度は高い傾向にあるものの，報告例数は少なく，エビデンスレベルは非常に弱い **D**．合併症（臓器障害）と予後の関連については，関連がないとする報告の他に，慢性経過例や死亡例を予後不良とした場合に胸膜炎，間質性肺炎が有意に予後不良と相関するとした報告や肝障害が予後不良に関連するとの報告があり，一定していない．エビデンスレベルは非常に弱い **D** が，胸膜炎や間質性肺炎の合併・マクロファージ活性化症候群合併に伴う肝障害は予後不良因子となる可能性がある．

　以上の所見より，ASDに合併する臓器障害として，肝障害，心膜炎，胸膜炎，間質性肺炎，消化器障害，腎障害を考慮するとしたが，治療方針や予後への影響については，マクロファージ活性化症候群を合併している場合と合併していない場合では大きく異なることが予想され，マクロファージ活性化症候群合併例では重篤な臓器障害や予後悪化に至る可能性があり，より強力な治療を必要とすることが多い．

SRレポートのまとめ　Minds 4-10

　12本の観察研究（3本の症例対照研究[1〜3]と9本の症例集積研究[4〜12]）を対象にSRを実施した．

　ASDに合併する臓器障害に関しては，肝腫大，AST/ALT上昇，ALP上昇，心膜炎，胸膜炎，肺炎（間質性肺炎），下痢・嘔吐・腹痛，腎障害が挙げられたが，報告により合併率に大きな隔たりがあった．最も頻度が高いのは肝障害であり[2〜12]，肝腫大が10%〜30%台，AST/ALT上昇が50〜80%台の

合併率と考えられた．ALP 上昇に関しては 2 研究でのみ言及され，65%[9]，48.1%[5] であった．心膜炎[2,5〜7,10〜12]，胸膜炎[2,5,6,8,10〜12]，間質性肺炎[2,10〜12] はいずれも診断方法が明記されておらず，合併率はそれぞれおおよそ 10〜20%，6.3〜18%，0〜9.3% であった．消化器障害に関しても腹痛という曖昧な評価基準が主であり，1 研究を除いておおよそ 20% の合併率であった．腎障害は蛋白尿・血清クレアチニン値から検討され，2 研究で 9.3%[10]，25%[8] であった．以上のように隔たりの大きい研究でありエビデンスは非常に弱い D が，ASD に合併する臓器障害では肝障害が最も多く，心膜炎，胸膜炎，間質性肺炎，消化器障害，腎障害が起こり得ると考えられた．

臓器障害の有無と治療方針決定に関して直接検討した報告はなかったが，血球貪食症候群（hemophagocytic syndrome：HPS）合併例において肝障害が有意に高率に起こり，ステロイドパルス療法，大量ガンマグロブリン療法など強力な治療を追加する頻度が高い傾向にあった[1]．一方で，副腎皮質ステロイド投与反応症例と不応症例に区別して臓器障害を比較検討した報告 1 例では，肝障害，心膜炎，胸膜炎の合併の有無は副腎皮質ホルモン反応性と相関しないと結論づけられた[10]．従って，肝障害を合併する ASD 症例ではより強力な治療が選択される傾向が示唆されるものの，副腎皮質ホルモンへの反応性は臓器障害の合併と関係ないと考えられる．エビデンスレベルは非常に弱い D．

合併症（臓器障害）と予後に関しては，間接的に肝障害が予後不良に結びつきやすいことを示唆する報告を認めたが，慢性経過を示した症例，死亡例を予後不良群とみなした場合の臓器合併症の有無の検討 1 例においては，胸膜炎，間質性肺炎が有意に予後不良に相関するとされ，肝障害と予後には相関がなかった[5]．よってエビデンスレベルは非常に弱い D が，胸膜炎，間質性肺炎の合併が予後不良因子に挙げられる可能性が推察された．

🔍 引用文献リスト

Minds 4-4

採用論文

1) Bae CB, et al.：Reactive hemophagocytic syndrome in adult-onset Still disease：clinical features, predictive factors, and prognosis in 21 patients. Medicine（Baltimore）2015；94：e451

2) Ichida H, et al.：Clinical manifestations of Adult-onset Still's disease presenting with erosive arthritis：Association with low levels of ferritin and Interleukin-18. Arthritis Care Res（Hoboken）2014；66：642-646

3) Kasama T, et al.：Correlation of serum CX3CL1 level with disease activity in adult-onset Still's disease and significant involvement in hemophagocytic syndrome. Clin Rheumatol 2012；31：853-860

4) Priori R, et al.：Markedly increased IL-18 liver expression in adult-onset Still's disease-related hepatitis. Rheumatology（Oxford）2011；50：776-780

5) Zhu G, et al.：Liver abnormalities in adult onset Still's disease：a retrospective study of 77 Chinese patients. J Clin Rheumatol 2009；15：284-288

6) Zeng T, et al.：Clinical features and prognosis of adult-onset still's disease：61 cases from China. J Rheumatol 2009；36：1026-1031

7) Mehrpoor G, et al.：Adult-onset Still's disease：a report of 28 cases and review of the literature. Mod Rheumatol 2008；18：480-485

8) Appenzeller S, et al.：Adult-onset Still disease in southeast Brazil. J Clin Rheumatol 2005；11：76-80

9) Andrès E, et al.：Retrospective monocentric study of 17 patients with adult Still's disease, with special focus on liver abnormalities. Hepatogastroenterology 2003；50：192-195

10) Kim HA, et al.：Therapeutic responses and prognosis in adult-onset Still's disease. Rheumatol Int 2012；32：1291-1298

11) Franchini S, et al.：Adult onset Still's disease：clinical presentation in a large cohort of Italian patients. Clin Exp Rheumatol 2010；28：41-48

12) Uppal SS, et al.：Ten years of clinical experience with adult onset Still's disease：is the outcome improving? Clin Rheumatol 2007；26：1055-1060

CQ10 ASDに合併するマクロファージ活性化症候群の臨床的特徴はなにか

推奨	マクロファージ活性化症候群の臨床的特徴として，汎血球減少，脾腫，フェリチン高値，中性脂肪高値を推奨する．
推奨の強さ	強い：「実施する」ことを推奨する

推奨作成の経過　Minds 5-4

　本CQのアウトカムとして，マクロファージ活性化症候群の診断，治療方針の決定，検査に伴う苦痛，合併による予後の悪化が挙げられ，これらに関してSRが実施された．

　SRの結果，成人スチル病（adult Still's disease：ASD）に合併するマクロファージ活性化症候群の頻度については報告が少なく，またマクロファージ活性化症候群の診断基準も報告により異なって統一されていないが，その合併頻度はほぼ10～20%と推定された エビデンスの強さ D（非常に弱い）．マクロファージ活性化症候群非合併例との症例対照研究より，マクロファージ活性化症候群合併例には汎血球減少，脾腫，フェリチンの異常高値（5,000 ng/mL以上），高中性脂肪血症がほぼ共通してみられ，マクロファージ活性化症候群合併の特徴的な臨床像として挙げられた エビデンスの強さ C（弱い）．マクロファージ活性化症候群合併時の治療に関する症例対照研究は非常に少なく，現時点での標準化された治療はないが，経験的にステロイドパルス療法，免疫抑制薬，大量ガンマグロブリン療法，血漿交換療法などが使用されている．今のところ，生物学的製剤のマクロファージ活性化症候群への有用性については意見が分かれるところであり，特にIL-6阻害薬はマクロファージ活性化症候群の活動期には投与すべきでないとの意見があり，TNF阻害薬も逆にマクロファージ活性化症候群誘発の可能性が報告されているがエビデンスとしては低い D．今後，マクロファージ活性化症候群合併を含めたASDの治療に関して前向き研究が必要である．検査に伴う苦痛としては，マクロファージ活性化症候群では侵襲を伴う検査として骨髄生検があり，マクロファージ活性化症候群の確定診断のために行われることが多いが，上記の臨床像からマクロファージ活性化症候群合併が確実と考えられる場合には，侵襲性や診断への寄与を考慮すると骨髄生検の有用性は高くないとの報告がある D．また，マクロファージ活性化症候群合併による予後の悪化については，合併例は非合併例より再発率が有意に高く（61.9% vs 18.2%），全体の死亡率も有意ではないが高い傾向にあるとされる（9.5% vs 3.4%）D．

　上記の所見より，マクロファージ活性化症候群はASDの重篤な合併症であり，その臨床的特徴として汎血球減少，脾腫，フェリチン高値，中性脂肪高値があるとした．

SRレポートのまとめ　Minds 4-10

　6本の観察研究（5本の後ろ向き症例対照研究[1〜5]，1本の症例集積研究[6]）を対象にSRを実施し

表1 マクロファージ活性化症候群の診断（HLH-2004）

①発熱
②少なくとも2系統以上での血球減少
　　：ヘモグロビン＜90 g/L，血小板数＜100×10⁹/L，好中球数＜1.0×10⁹/L
③高トリグリセリド血症または低フィブリノゲン血症
　　：TG≧265 mg/dL，フィブリノゲン≦1.5 g/L
④骨髄，脾臓またはリンパ節での血球貪食組織球同定
⑤悪性腫瘍（ウイルス感染症）否定
⑥NK細胞活性が低いまたはない
⑦フェリチン≧500 μg/L
⑧可溶性IL-2受容体≧2,400 U/mL

（Henter JI, et al.：HLH-2004：Diagnostic and therapeutic guidelines for hemophagocytic lymphohistiocytosis. Pediatr Blood Cancer 2007：48：124-131）

表2 HLH診断基準提案（2009）

下記の4つのうち3つを満たす
　（1）発熱
　（2）脾腫
　（3）少なくとも2系統の血球減少
　（4）肝炎
かつ，下記の4つのうち1つを満たす
　（5）血球貪食像
　（6）フェリチン高値
　（7）可溶性IL-2受容体高値
　（8）NK細胞活性欠損または低下
そのほか，診断補助的項目
　（9）高TG血症
　（10）低フィブリノゲン血症
　（11）低ナトリウム血症

（Filipovich AH：Hemophagocytic lympho-histiocytosis（HLH）and related disorders. Hematology Am Soc Hematol Educ Program 2009：127-131）

た．メタアナリシスの対象となる研究はなかった．

　マクロファージ活性化症候群の診断について，5本の後ろ向き研究で，それぞれ基準は違うものの，2007年Henterらが提示した先天性血球貪食症性リンパ組織球増多症（hemophagocytic lymphohistiocytosis：HLH）を対象とした診断基準であるHLH-2004（表1）[*1]が参考にされ，表1の徴候8つのうち，活動期ASDで⑤に該当してかつ，②④のどちらかを満たすものとした研究が4本[1,2,3,4]，④を満たすもののみとした研究が1本[5]であった．

　また，2009年のHLH診断基準提案（表2）[*2]を参考にしていた研究が1本あった[6]．

　表2の基準にて，ASD症例中でのマクロファージ活性化症候群合併頻度は，12%[5]，15.3%[4]，19.3%[1]，21%[2]，41.2%[3]と違いがあった．41.2%の頻度であった研究は，対照群も骨髄生検を行った症例に限った解析を行っており，バイアスリスクが高く除外できる．そのため，およそ10〜20%の範囲であると考えられる D．

　臨床像では，2本の症例対照研究で，非合併群より有意に多かった症状として，脾腫，リンパ節腫大があり[4]，他の研究では有意差はなかった．診断参考項目とはなるが，特異性は低いものと考えられる D．

　2本の症例対照研究では，3系統で血球減少（白血球数＜3,400/μL，ヘモグロビン＜10.0 g/dL，血小板数＜10万/μL）を呈する例は有意に多く[1,4]，1本の症例対照研究でも貧血例・白血球数正常〜低下例が有意に多かった[5]．ただし，1本の研究では白血球は有意に低下しておらず，他の血球系につい

ては記載がなかった[2]. 血球減少は診断に有用な所見と考えられるD.

　フェリチンは，3本の症例対照研究でマクロファージ活性化症候群非合併群より合併群で有意に高く[1,2,4]，1つの研究では特に，5,000 ng/mL 以上の高値を呈する頻度に有意差があった[1]. 著明な高フェリチン血症は診断に有用なマーカーと考えられるD.

　中性脂肪は，2本の研究で有意に高くなっており，診断に有用なマーカーと考えられるD.

　その他，1本の研究では，マクロファージ活性化症候群合併例では血清ビタミン B12 が有意に高いとしておりD[3]，また別の1本の研究では，血清中 CX3CL1 が有意に高いとしているD[2].

　骨髄所見では，1本の研究で，マクロファージ活性化症候群合併例中 38.9% で血球貪食像がみられ，非合併例では0例であった[1]. 1本の研究は，マクロファージ活性化症候群の診断を骨髄生検での血球貪食像の有無によって規定していた[5]. 骨髄での血球貪食像が認められた場合には確定診断となるが，認められなかった場合にも否定はできないと考えられるD. また，1本の症例集積研究では，症例対照群が健常人であるものの，骨髄・肝において，CD68 陽性細胞が L-フェリチンよりも H-フェリチンを産生していることが，病勢と関連していると指摘している[6].

　治療に関しては，1つの症例対照研究では，マクロファージ活性化症候群合併例では，非合併例と比較し，ステロイドパルス療法が 100% と 40%，大量ガンマグロブリン療法が 50% と 6.7% と，それぞれ多く使われている傾向にあったが，有意差はなく，予後については記載がなかった[2]. 1本の症例対照研究では，副腎皮質ステロイドや大量ガンマグロブリン，メトトレキサート（methotrexate：MTX），抗ヒト TNFα モノクローナル抗体の使用頻度に差はなく，アザチオプリンと非ステロイド性抗炎症薬（non steroidal anti-inflammatory drugs：NSAIDs），抗菌薬の使用頻度は有意に高く，合併例のほうが再発率が 61.9% と，非合併例での 18.2% よりも有意に高かったが，死亡率は 9.5% と 3.4% で有意差はなかった[1]. 1本の症例対照研究で，4例が MTX，2例が高用量副腎皮質ステロイド，2例が抗ヒト TNFα モノクローナル抗体で治療されており，すべて寛解となっていた[4]. 1本の症例対照研究では，1例が副腎皮質ステロイド，1例が高用量副腎皮質ステロイド，1例が高用量副腎皮質ステロイドと大量ガンマグロブリン療法，1例が高用量副腎皮質ステロイド，MTX，大量ガンマグロブリン療法，1例が金製剤で治療されており，高用量副腎皮質ステロイドと大量ガンマグロブリン療法の1例のみ死亡していた[5]. 現在までのところ，合併例における標準化した治療はなく，通常の ASD の治療が行われていると考えられるD. 検査に伴う苦痛としては，マクロファージ活性化症候群において侵襲を伴う検査は骨髄生検であるが，1本の症例対照研究で，合併例での骨髄生検における血球貪食像陽性頻度は 38.9% であり，正常像が 16.7%，反応性変化が 44.4% である一方，臨床像からマクロファージ活性化症候群が否定的な例では陽性に出ない（0%）ということが示された[1]. 以上より，骨髄生検は，診断精度は低く，まず臨床像や侵襲を伴わない血液検査で総合的に診断するべきと考えられたD.

　マクロファージ活性化症候群合併による予後の悪化については，1本の症例対照研究では，合併例のほうが再発率が 21 例中 13 例（61.9%）と，非合併例での 88 例中 16 例（18.2%）よりも有意に高かったが，死亡は 21 例中 2 例（9.5%）と 88 例中 3 例（3.4%）で，高い傾向はあるものの，有意差はなかった[1]. 1本の症例対照研究では，死亡率は 6 例中 1 例（16.7%）と 659 例中 19 例（2.9%）で死亡率が高いことが示唆されたが，症例数が少ないため，確定的ではない[5]. 1本の症例対照研究で，治療にかかわらず，合併例 8 例がすべて寛解となっていた[4]. 以上より，マクロファージ活性化症候群合併では，再発の可能性が高いが，長期的観察における死亡率には大きな影響はないと考えられたD.

　以上より，マクロファージ活性化症候群合併による治療選択の違いや予後の変化は明確に示されていないため，合併の有無の確定診断を行う意義も確定していない.

採用論文

1）Bae CB, et al.：Reactive hemophagocytic syndrome in adult-onset Still disease：clinical features, predictive factors, and prognosis in 21 patients. Medicine（Baltimore）2015；94：e451

2）Kasama T, et al.：Correlation of serum CX3CL1 level with disease activity in adult-onset Still's disease and significant involvement in hemophagocytic syndrome. Clin Rheumatol 2012；31：853-860

3）Kalyoncu U, et al.：Increased serum vitamin B12 levels are associated with adult-onset Still's disease with reactive macrophage activation syndrome. Joint Bone Spine 2010；77：131-134

4）Hot A, et al.：Reactive hemophagocytic syndrome in adult-onset Still disease：clinical features and long-term outcome：a case-control study of 8 patients. Medicine（Baltimore）2010；89：37-46

5）Arlet JB, et al.：Reactive haemophagocytic syndrome in adult-onset Still's disease：a report of six patients and a review of the literature. Ann Rheum Dis 2006；65：1596-1601

6）Ruscitti P, et al.：Increased level of H-ferritin and its imbalance with L-ferritin, in bone marrow and liver of patients with adult onset Still's disease, developing macrophage activation syndrome, correlate with the severity of the disease. Autoimmun Rev 2015；14：429-437

参考文献

＊1 Henter JI, et al.：HLH-2004：Diagnostic and therapeutic guidelines for hemophagocytic lymphohistiocytosis. Pediatr Blood Cancer 2007；48：124-131

＊2 Filipovich AH：Hemophagocytic lymphohistiocytosis（HLH）and related disorders. Hematology Am Soc Hematol Educ Program 2009：127-131

CQ11 ASDに合併する薬剤アレルギーの臨床的特徴はなにか

推奨提示 Minds 5-3

推 奨	ASDにおいては，関節リウマチと比較して薬剤副作用が多い可能性があるが，薬剤アレルギーとしての臨床的特徴はないとすることを提案する．

推奨の強さ	弱い：「実施しない」ことを提案する

推奨作成の経過 Minds 5-4

　本CQのアウトカムとして，薬剤アレルギーの診断，ASD治療の変更・中止，ASD予後の悪化が挙げられ，これらに関してSRが実施された．

　成人スチル病（adult Still's disease：ASD）に合併する薬剤アレルギーをまとめた報告は極めて少なく，その中で，サラゾスルファピリジン（スルファサラジン）の副作用をみた唯一の症例対照研究では，関節リウマチ（rheumatoid arthritis：RA）に比較してASDでは高頻度に副作用が出現していた（60% vs 15%）．ASDでは薬剤に対する副作用が起こりやすい可能性があり，薬剤投与時に予想と異なる臨床像の変化がみられたときには，薬剤アレルギー・副作用の可能性を考慮する必要があると思われた．ASDにおける薬剤アレルギーの頻度については，わが国における1988年の多施設調査では53.7%，2010～11年の全国調査時には17.6%と報告されており，この差異は薬剤アレルギーの定義・診断が明確でないことによると思われる．特に最近の症例集積研究において，薬剤アレルギーに関する報告は極めて少ないが，1988年の多施設調査では，ASDの薬剤アレルギー/副作用を惹起する薬剤は多岐にわたり，その臨床像も多彩で（皮疹，肝障害，発熱，血球減少など）ASD増悪との鑑別が必要になることも多いとされた．狭義の薬剤アレルギーと捉えるのか，drug allergy/toxicityとして広義の薬剤副作用として捉えるべきなのかは，本態や機序が不明で，判断のためのエビデンスも現時点では乏しい **エビデンスの強さD（非常に弱い）**．今後，ASDに合併する薬剤アレルギーとして，薬剤の直接的な副作用を区別する方向での前向きな症例集積研究が必要である．

　また，すべての薬剤アレルギーの症例報告では原因と考えられる薬剤は中止されており，それに関連した予後への影響についても報告はなく，薬剤アレルギーに伴うASD治療の変更・中止および予後の悪化については不明である **D**．

SRレポートのまとめ Minds 4-10

　1本の観察研究（症例対照研究）[1]を対象にSRを実施した．

　ASDにおいて，RAと比較してサラゾスルファピリジン（スルファサラジン）に対する薬剤アレルギーの発生頻度が高い可能性が示唆された **D**．

　ASDの治療の変更・中止，ASD予後の悪化に関しては明示されている研究がない．

以上の結果，エビデンスは弱いが，ASDにおいては薬剤アレルギーの発生頻度が高い可能性がある．

🔍 引用文献リスト Minds 4-4

採用論文

1）Jung JH, et al.：High toxicity of sulfasalazine in adult-onset Still's disease. Clin Exp Rheumatol 2000；18：245-248

CQ 12 小児期発症例（全身型若年性特発性関節炎）に合併する臓器障害・病態にはどのようなものがあるか

推奨提示　　　　　　　　　　　　　　　　　　　Minds 5-3

推 奨	小児期発症例（全身型若年性特発性関節炎）の臓器障害としては，肝障害，漿膜炎がしばしばみられ，重篤になり得る合併症としてマクロファージ活性化症候群に伴う臓器障害を考慮することを推奨する．

推奨の強さ	強い：「実施する」ことを推奨する

推奨作成の経過　　　　　　　　　　　　　　　　Minds 5-4

本 CQ のアウトカムとして，合併症の診断，治療方針の決定，検査に伴う苦痛，治療の変更・中止，合併による予後の悪化が挙げられ，これらに関して SR が実施された．

SR の結果，全身型若年性特発性関節炎（juvenile idiopathic arthritis：JIA）の臨床像としては，リウマトイド疹，弛張熱（間歇熱），リンパ節腫脹，肝脾腫，漿膜炎が主症状であり，重要な合併症としてマクロファージ活性化症候群とアミロイドーシスが挙げられた エビデンスの強さ C（弱い）．治療方針に関しては，症例対照研究はなく症例集積研究のみであるが，おもな治療は副腎皮質ステロイドと消炎鎮痛薬であり，反応に乏しい例には生物学的製剤（IL-6 阻害薬）の投与が有効であるとの報告が多い C．検査に伴う苦痛および治療の変更・中止に関しては参考となる研究はほとんどなく，エビデンスは乏しい エビデンスの強さ D（非常に弱い）．また，合併による予後の悪化については，重篤な合併症としてマクロファージ活性化症候群が全身型 JIA の予後にかかわる可能性があるとされた C．

上記の所見より，小児期発症例（全身型 JIA）の臓器障害としては，肝障害，漿膜炎がしばしばみられ，重篤になり得る合併症としてマクロファージ活性化症候群に伴う臓器障害を考慮すべきであるとした．

SR レポートのまとめ　　　　　　　　　　　　　Minds 4-10

全身型 JIA の臨床症状をまとめた文献として 4 本の総説論文をあげた[1~4]．全身型 JIA の臨床像としては，リウマトイド疹，弛張熱（間歇熱），リンパ節腫脹，肝脾腫，漿膜炎が主症状であり，生命予後にかかわる重要な合併症としてマクロファージ活性化症候群とアミロイドーシスが挙げられた[1~4]．最近の論文では，重篤な合併症としてマクロファージ活性化症候群が重要であるとする記載が多かった[3]．

採用論文

1）Tsai HY, et al.：Initial manifestations and clinical course of systemic onset juvenile idiopathic arthritis：a ten-year retrospective study. J Formos Med Assoc 2012；111：542-549
2）Mellins ED, et al.：Pathogenesis of systemic juvenile idiopathic arthritis：some answers, more questions. Nat Rev Rheumatol 2011；7：416-426
3）横田俊平：小児リウマチ性疾患—病態解明と治療の新展開—．若年性特発性関節炎の病態と治療．炎症と免疫 2014；22：100-104
4）西本憲弘：関節炎の鑑別：診断と治療の進歩．10．若年性特発性関節炎．日内会誌 2010；99：2453-2459

CQ 13　小児期発症例（全身型若年性特発性関節炎）のマクロファージ活性化症候群において早期診断に有用な所見はあるか

Minds 5-3

推奨提示

小児期発症例（全身型若年性特発性関節炎）に合併するマクロファージ活性化症候群では，早期より高熱，肝障害，血球減少，フェリチン高値，IL-18 高値や可溶性 CD25（可溶性 IL-2 受容体），CD163 高値がみられ，これらを含めた診断基準があることを提案する．

推奨の強さ	弱い：「実施する」ことを提案する

推奨作成の経過

Minds 5-4

　本 CQ のアウトカムとして，小児期発症例（全身型若年性特発性関節炎）におけるマクロファージ活性化症候群の診断，治療方針の決定，検査に伴う苦痛，合併症による予後の変化が挙げられ，これらに関して SR が実施された．

　報告によりマクロファージ活性化症候群の診断基準が異なっており，いずれのアウトカムにおいてもメタアナリシスは困難であるが，全身型若年性特発性関節炎（juvenile idiopathic arthritis：JIA）に合併するマクロファージ活性化症候群の頻度については 10% 前後とされ，subclinical なものも含めると全身型 JIA の 30〜40% にみられるとの報告がある．レビューがなされた論文の中で，最近の国際的多施設調査によると，全身型 JIA におけるマクロファージ活性化症候群のトリガーとしては疾患活動性（52%），感染（34%），薬物（4%）が挙げられ，22% は全身型 JIA の発症時にマクロファージ活性化症候群を伴っていた．SR の結果，マクロファージ活性化症候群合併時の臨床像として発熱，肝腫大，脾腫，リンパ節腫脹，関節炎，中枢神経症状が挙げられ，検査所見としては血小板減少，肝逸脱酵素上昇，フェリチン高値，中性脂肪上昇，D-dimer 高値がマクロファージ活性化症候群合併時に顕著であった．この国際的多施設調査の結果をもとに，2016 年に欧州リウマチ学会（European League Against Rheumatism：EULAR）/米国リウマチ学会（American College of Rheumatology：ACR）による分類基準が発表された（発熱する全身型 JIA 患者にフェリチン>684 ng/mL があり，さらに血小板数<18.1 万/μL，AST>48 U/L，中性脂肪>156 mg/dL，フィブリノゲン<360 mg/dL の 2 項目以上あればマクロファージ活性化症候群合併と分類できる：感度（0.73%），特異度（0.99%））．その他，保険適用はないが IL-18，可溶性 CD25（可溶性 IL-2 受容体），CD163 高値もマクロファージ活性化症候群合併時には特徴的とされる．これらの所見から，全身型 JIA に合併するマクロファージ活性化症候群では，早期より高熱，肝障害，血球減少，フェリチン高値，IL-18 高値や可溶性 CD25（可溶性 IL-2 受容体），CD163 高値がみられるとし，国際的多施設調査に基づく分類基準は 2016 年に発表されたばかりであるが今後頻用されると思われ，その記述を推奨文に加えた．この多施設調査にはわが国の例も含まれており，エビデンスレベルは比較的高いと思われた　エビデンスの強さ B（中）．

　治療方針に関しては，対照研究はほとんどなく，現時点での標準化された治療法はないが，副腎皮質ステロイド（特にステロイドパルス療法），シクロスポリン，大量ガンマグロブリン療法が比較的よく使われ，その他頻度は低いが生物学的製剤やエトポシドなどが投与されている．治療の標準化のた

めには，今後，マクロファージ活性化症候群合併全身型 JIA の治療に関して前向き研究が必要である．検査に伴う苦痛としては，マクロファージ活性化症候群では侵襲を伴う検査として骨髄穿刺・生検があり，マクロファージ活性化症候群の確定診断のために行われることが多いが，骨髄で貪食像が認められるのは 6 割程度であり，しかも貪食像の有無と臨床像には関連が乏しいとの報告があることから，侵襲性や診断への寄与を考慮すると骨髄検査の有用性は高くないとされる エビデンスの強さ D（非常に弱い）．また，マクロファージ活性化症候群合併による予後の変化については，前述の国際的多施設調査によると合併例の 1/3 は ICU 搬送を必要とし，死亡率は 8% であったことから，マクロファージ活性化症候群合併は予後を悪化させる可能性がある エビデンスの強さ C（弱）．

今回の SR では対象となった論文が少なく，上記の国際的多施設調査でも症例数は 362 例と比較的多いものの，対照例がマクロファージ活性化症候群非合併の全身型 JIA および全身感染症の患者に限定されていることから，エビデンスの総括は C とした．

SR レポートのまとめ　Minds 4-10

全身型 JIA におけるマクロファージ活性化症候群の合併頻度は 10% 前後とされ，subclinical なものも含めると 30～40% にみられるとの報告がある[1,2]．SR を実施した論文の中で，最近の国際的多施設調査によると，全身型 JIA におけるマクロファージ活性化症候群のトリガーとしては疾患活動性（52%），感染（34%），薬物（4%）が挙げられ，22% は全身型 JIA の発症時にマクロファージ活性化症候群を伴っていた[3,4]．SR の結果，マクロファージ活性化症候群合併時の臨床像として発熱，肝腫大，脾腫，リンパ節腫脹，関節炎，中枢神経症状が挙げられ，検査所見としては血小板減少，肝逸脱酵素上昇，フェリチン高値，中性脂肪上昇，D-dimer 高値がマクロファージ活性化症候群合併時に顕著であった[1~6]．保険適用はないが IL-18，可溶性 CD25（可溶性 IL-2 受容体），CD163 高値もマクロファージ活性化症候群合併時には特徴的とされる[2,4,5]．

🔍 引用文献リスト　Minds 4-4

採用論文

1）Vastert SJ, et al.：Paediatric rheumatic disease：Diagnosing macrophage activation syndrome in systemic JIA. Nat Rev Rheumatol 2014；10：640-642
2）Ravelli A, et al.：Macrophage activation syndrome as part of systemic juvenile idiopathic arthritis：diagnosis, genetics, pathophysiology and treatment. Genes Immun 2012；13：289-298
3）Davi S, et al.：Performance of current guidelines for diagnosis of macrophage activation syndrome complicating systemic juvenile idiopathic arthritis. Arthritis Rheumatol 2014；66：2871-2880
4）Minoia F, et al.：Clinical features, treatment, and outcome of macrophage activation syndrome complicating systemic juvenile idiopathic arthritis：a multinational, multicenter study of 362 patients. Arthritis Rheumatol 2014；66：3160-3169
5）Davi S, et al.：An international consensus survey of diagnostic criteria for macrophage activation syndrome in systemic juvenile idiopathic arthritis. J Rheumatol 2011；38：764-768
6）Hay AD, et al.：Systemic juvenile idiopathic arthritis：a review. Pediatr Ann 2012；41：e232-237

CQ14 非ステロイド性抗炎症薬は ASD に対して有用か

推奨提示

 推奨　軽症の ASD 患者で臨床症状緩和を目的とした非ステロイド性抗炎症薬投与を提案する.

推奨の強さ	弱い：「実施する」ことを提案する

推奨作成の経過

　本 CQ のアウトカムを成人スチル病（adult Still's disease：ASD）の症状改善，病態の改善，再発抑制，薬剤による消化管障害，薬剤による腎障害，薬剤アレルギーとして，無治療群と比較した非ステロイド性抗炎症薬（non steroidal anti-inflammatory drugs：NSAIDs）の有効性と安全性を検討するため，7 本の症例集積研究，2 本の症例報告を対象に SR が実施された.

　7 本の症例集積研究はいずれも観察研究で，無治療群と比較した研究結果はないが，NSAIDs 投与による ASD の病態改善効果は 0〜13.6% と，有効性は低いことが示唆された．ただし，確定診断前の ASD および，ASD における軽症の発熱や関節痛，関節炎の対症療法として NSAIDs は有効なことが報告されている．再発抑制効果は明らかではなかった．NSAIDs の副作用として消化管障害と薬剤アレルギーが報告されているが，無治療群と比較検討した研究結果はない.

　以上の結果から，エビデンスは弱いが，軽症の ASD 患者で臨床症状緩和を目的とし NSAIDs 投与は有用な可能性がある **エビデンスの強さ D（非常に弱い）**.

SR レポートのまとめ

　7 本の症例集積研究[1〜7]，2 本の症例報告[8〜9]を対象に SR を実施した.

　7 本の症例集積研究において，ASD に対する NSAIDs の有効性は 0〜13.6% と報告されており，無治療群と比較した研究結果はないが，ASD の症状，病態に対して NSAIDs の有効性は低いことが示唆された **D**[1〜7].

　本 SR においては，NSAIDs による ASD の再発抑制効果は明らかにならなかった.

　NSAIDs による消化管障害，腎障害，薬剤アレルギーについて，無治療と比較した研究結果はないが，消化管障害[8]，薬剤アレルギー[9]に関する症例報告が認められた.

　以上の結果，エビデンスは弱いが，NSAIDs は ASD の症状，病態の改善効果は低いことが示唆された.

採用論文

1）Reddy Munagala VV, et al.：Adult onset Still's disease：experience from a tertiary care rheumatology unit. Int J Rheum Dis 2012；15：e136-141

2）Iliou C, et al.：Adult-onset Still's disease：clinical, serological and therapeutic considerations. Clin Exp Rheumatol 2013；31：47-52

3）Kim HA, et al.：Therapeutic responses and prognosis in adult-onset Still's disease. Rheumatol Int 2012；32：1291-1298

4）Franchini S, et al.：Efficacy of traditional and biologic agents in different clinical phenotypes of adult-onset Still's disease. Arthritis Rheum 2010；62：2530-2535

5）Singh S, et al.：Adult onset Still's disease：a study of 14 cases. Clin Rheumatol 2008；27：35-39

6）Pay S, et al.：A multicenter study of patients with adult-onset Still's disease compared with systemic juvenile idiopathic arthritis. Clin Rheumatol 2006；25：639-644

7）Masson C, et al.：Adult Still's disease. Part Ⅱ. Management, outcome, and prognostic factors. Rev Rheum Engl Ed 1995；62：758-765

8）Zhang XH, et al.：Hemophagocytic syndrome secondary to adult-onset Still's disease but very similar to lymphoma. Int J Clin Exp Pathol 2012；5：377-381

9）Aarntzen EH, et al.：Refractory adult onset Still's disease and hypersensitivity to non-steroidal anti-inflammatory drugs and cyclo-oxygenase-2 inhibitors：are biological agents the solution? Ann Rheum Dis 2005；64：1523-1524

CQ15 副腎皮質ステロイド全身投与は ASD に対して有用か

推奨提示 　Minds 5-3

推奨 ASD の臨床症状および病態の改善を目的とした副腎皮質ステロイド全身投与を推奨する.

推奨の強さ	強い：「実施する」ことを推奨する

推奨作成の経過 　Minds 5-4

本 CQ のアウトカムを成人スチル病（adult Still's disease：ASD）の症状改善，病態の改善，再発抑制，感染症の増加，ステロイド性骨粗鬆症，高血圧，耐糖能異常，脂質異常，大腿骨頭壊死として，無治療/非ステロイド性抗炎症薬（non steroidal anti-inflammatory drugs：NSAIDs）投与群と比較した副腎皮質ステロイド全身投与の有効性と安全性を検討するため，10 本の症例集積研究を対象に SR が実施された.

ASD に対する副腎皮質ステロイドの全身投与は無治療/NSAIDs 投与群と比較して，臨床症状と病態の改善効果が示された　**エビデンスの強さ C（弱）**．再発抑制については効果がある傾向にあったが　**エビデンスの強さ D（非常に弱い）**，疾患修飾性抗リウマチ薬（disease modifying anti-rheumatic drugs：DMARDs）や生物学的製剤などと併用されている症例が多く，併用薬剤の影響について考慮されていなかった. また，慢性関節炎型の ASD では，副腎皮質ステロイド全身投与で全身症状や関節炎が改善しても，画像的関節破壊を抑制できないことがある.

感染症の増加，ステロイド性骨粗鬆症，大腿骨頭壊死など副腎皮質ステロイドの副作用についてはわずかに増える傾向がみられたが，多くの研究ではアウトカムとしての記載がないため全体としての把握は困難であった**D**.

以上の結果から，エビデンスは弱いが，副腎皮質ステロイドの全身投与は無治療/NSAIDs 投与群と比較して ASD の臨床症状と病態を改善する効果が高いと考えられた.

SR レポートのまとめ 　Minds 4-10

10 本の症例集積研究を対象に SR を実施した[1~10]．ASD に対する副腎皮質ステロイドの全身投与は無治療/NSAIDs 投与群と比較し，症状・病態の改善効果が示唆された**C**[1~10]．1 本の症例集積研究では，病態の改善について，無治療/NSAIDs 投与群と比較し OR 0.32（95% CI：0.113-0.923）で有効性がみられた[1].

再発抑制については効果がある傾向にあった**D**，DMARDs や生物学的製剤と併用されている症例が多く影響については考慮されていなかった.

感染症の増加，ステロイド性骨粗鬆症，大腿骨頭壊死など副腎皮質ステロイドの副作用については

わずかに増える傾向がみられたが D，多くの研究ではアウトカムとしての記載がないため全体としての把握は困難であった．

　以上の結果，エビデンスは弱いが，副腎皮質ステロイドの全身投与は無治療/NSAIDs 群と比較してASD の症状・病態を改善する効果が高いことが示唆された．

🔍 引用文献リスト

Minds 4-4

採用論文

1）Kim YJ, et al.：Clinical features and prognosis in 82 patients with adult-onset Still's disease. Clin Exp Rheumatol 2014；32：28-33
2）Iliou C, et al.：Adult-onset Still's disease：clinical, serological and therapeutic considerations. Clin Exp Rheumatol 2013；31：47-52
3）Kim HA, et al.：Therapeutic responses and prognosis in adult-onset Still's disease. Rheumatol Int 2012；32：1291-1298
4）Riera E, et al.：Adult onset Still's disease：review of 41 cases. Clin Exp Rheumatol 2011；29：331-336
5）Franchini S, et al.：Efficacy of traditional and biologic agents in different clinical phenotypes of adult-onset Still's disease. Arthritis Rheum 2010；62：2530-2535
6）Kong XD, et al.：Clinical features and prognosis in adult-onset Still's disease：a study of 104 cases. Clin Rheumatol 2010；29：1015-1019
7）Zeng T, et al.：Clinical features and prognosis of adult-onset still's disease：61 cases from China. J Rheumatol 2009；36：1026-1031
8）Zhu G, et al.：Liver abnormalities in adult onset Still's disease：a retrospective study of 77 Chinese patients. J Clin Rheumatol 2009；15：284-288
9）Masson C, et al.：Adult Still's disease. Part Ⅱ. Management, outcome, and prognostic factors. Rev Rheum Engl Ed 1995；62：758-765
10）Ohta A, et al.：Adult Still's disease：review of 228 cases from the literature. J Rheumatol 1987；14：1139-1146

CQ16 ステロイドパルス療法は ASD に対して有用か

 推奨　重篤な臓器障害を有する ASD の臨床症状および病態の改善を目的としたステロイドパルス療法を推奨する.

推奨の強さ	強い：「実施する」ことを推奨する

推奨作成の経過　　　　　　　　　　　　　　　　　　Minds 5-4

　本 CQ のアウトカムを成人スチル病（adult Still's disease：ASD）の症状改善，病態の改善，再発抑制，感染症の増加，ステロイド性骨粗鬆症，高血圧，耐糖能異常，脂質異常，大腿骨頭壊死として，副腎皮質ステロイドの全身投与と比較したステロイドパルス療法の有効性と安全性を検討するため，3 本の症例集積研究を対象に SR が実施された.

　ステロイドパルス療法によって ASD の臨床症状および病態の改善効果が示されたが，副腎皮質ステロイドの全身投与群と直接比較された研究はなかった エビデンスの強さ D（非常に弱い）. また，RCT は行われていないが，症例集積研究や症例報告から，重篤な臓器障害を有する ASD でステロイドパルス療法による臨床症状と病態の改善効果が得られている. 再発抑制については効果がある傾向はみられたが D，疾患修飾性抗リウマチ薬（disease modifying anti-rheumatic drugs：DMARDs）や生物学的製剤と併用されている症例が多く，その影響について考慮されていなかった.

　ステロイドパルス療法の副作用として 1 本の症例集積研究で耐糖能異常について調査されていたが，副腎皮質ステロイドの全身投与群と比較して明らかな有意差は認めなかった D.

　感染症の増加，ステロイド性骨粗鬆症，高血圧，大腿骨頭壊死などその他の副腎皮質ステロイドの副作用については，アウトカムとしての記載がないためリスクは不明だが，ASD 以外のリウマチ性疾患における安全性報告から，副腎皮質ステロイド全身投与と同様にステロイドパルス療法でも副作用に留意する必要がある.

　以上の結果から，エビデンスは弱いが，リスクとベネフィットを考慮したうえで，ステロイドパルス療法は重篤な臓器障害を有する難治性 ASD の臨床症状と病態の改善に有用と考えられる. SR 文献に記載のあるメチルプレドニゾロン 2〜3 mg/kg の用量に関しては，現在の標準的医療においては少な過ぎる可能性があり，注意を要する.

SR レポートのまとめ　　　　　　　　　　　　　　　Minds 4-10

　3 本の症例集積研究を対象に SR を実施した[1〜3]. ASD に対するステロイドパルス療法は症状・病態の改善効果が示唆された D が，副腎皮質ステロイドの連日全身投与群との直接比較された研究結果はなかった. また，研究によりメチルプレドニゾロンの量が「700 mg/m²」「2〜3 mg/kg」「記載なし」と

ばらつきがみられた.

再発抑制については効果がある傾向にあったが **D**，DMARDs や生物学的製剤と併用されている症例が多く，その影響について考慮されていなかった.

副腎皮質ステロイド全身投与の副作用として 1 本の症例集積研究で耐糖能異常について調査されていたが，ステロイドパルス療法を含む副腎皮質ステロイド大量投与と少〜中等量投与との比較では明らかな有意差は認めず（42.9% vs 33.3%），副腎皮質ステロイド非使用群と比べても有意差はなかった（$P = 0.078$）**D**[1].

感染症の増加，ステロイド性骨粗鬆症，高血圧，大腿骨頭壊死などその他の副腎皮質ステロイドの副作用については，アウトカムとしての記載がないためリスクは不明であった.

以上の結果，エビデンスは弱いが，ステロイドパルス療法は ASD の症状・病態を改善する効果が高いことが示唆されたが，副腎皮質ステロイドの連日全身投与群と比較した研究はなかった.

🔍 引用文献リスト　　　　　　　　　　　　　　　Minds 4-4

採用論文

1) 今村秀基, 他：成人発症 Still 病における糖尿病発症についての検討―3 施設共同研究―. 臨と研 2013；90：1550-1552

2) Hot A, et al.：Reactive hemophagocytic syndrome in adult-onset Still disease：clinical features and long-term outcome：a case-control study of 8 patients. Medicine（Baltimore）2010；89：37-46

3) Bisagni-Faure A：Intravenous methylprednisolone pulse therapy in Still's disease. J Rheumatol 1992；19：1487-1488

CQ17 メトトレキサートはASDに対して有用か

推奨提示　Minds 5-3

推奨　副腎皮質ステロイド抵抗性の難治性ASDにおいて，臨床症状と病態の改善および副腎皮質ステロイド減量効果を目的としたメトトレキサート併用投与を推奨する．

推奨の強さ	強い：「実施する」ことを推奨する

推奨作成の経過　Minds 5-4

　本CQのアウトカムを成人スチル病（adult Still's disease：ASD）の症状改善，病態の改善，再発抑制，副腎皮質ステロイドの減量，感染症の増加，血球減少，肝障害の悪化，消化管障害，薬剤性間質性肺炎，薬剤の継続的服用（継続率）として，副腎皮質ステロイドの単独投与と比較したメトトレキサート（methotrexate：MTX）併用の有効性と安全性を検討するため，3本の症例集積研究を対象にSRが実施された．

　いずれの研究でも，副腎皮質ステロイド抵抗性で疾患活動性があるASD症例が対象であり，MTX併用により臨床症状と病態は50〜70％で改善していた．また，いずれの報告でも副腎皮質ステロイド減量効果があると報告されていたが，ASDの再発抑制効果については不明であった．安全性については，消化管障害，肝障害が一定の比率で，また薬剤性間質性肺炎が1例で報告され，関節リウマチ（rheumatoid arthritis：RA）と同様に副作用に対する注意が喚起されていた．感染症の増加，肝障害の悪化については評価不能であった．いずれの研究も観察研究で対照群が設定されておらず，エビデンスレベルは低かった **エビデンスの強さD（非常に弱い）**．

　以上の結果から，十分なエビデンスはないものの，副腎皮質ステロイド抵抗性の難治性ASDに対して臨床症状と病態の改善および副腎皮質ステロイド減量効果を目的としたMTX併用投与は有用と考えられる．一方，MTXの安全性についてはRAでの使用と同様に，副作用に注意が必要である．MTXはASDに対して保険適用がないことから，使用にあたってはリスクとベネフィットを熟慮したうえで，患者・家族のインフォームド・コンセントを得るなど現場での慎重な判断が必要である．

SRレポートのまとめ　Minds 4-10

　3本の症例集積研究[1〜3]を対象に，MTX併用が副腎皮質ステロイド単独投与より有用かについて，SRを実施した．

　いずれの研究も，副腎皮質ステロイド抵抗性で活動性のある症例が対象であり，MTX併用によりその症状・病態は50〜70％で寛解していた．また，いずれの報告でも副腎皮質ステロイド減量効果が報告されたが，再発抑制については不明であった．安全性については，消化器症状，肝障害が一定の比率で，また薬剤性間質性肺炎が1例で報告され，RAと同様な注意が喚起されていた[2]．感染症の増

加，肝障害の悪化については評価不能であった．いずれも対照群が設定されておらず，エビデンスレベルは低かった D．

　以上の結果から，十分なエビデンスはないものの，MTX 併用は難治性 ASD の病態・症状改善や副腎皮質ステロイド減量を目的に試みてもよいことが示唆された．一方，その安全性については RA 同様の注意が必要であることが示唆された．

🔍 引用文献リスト　　　　　　　　　　　　　　　Minds 4-4

採用論文

1）Fautrel B, et al.：Corticosteroid sparing effect of low dose methotrexate treatment in adult Still's disease. J Rheumatol 1999；26：373-378
2）Fujii T, et al.：Methotrexate treatment in patients with adult onset Still's disease--retrospective study of 13 Japanese cases. Ann Rheum Dis 1997；56：144-148
3）Aydintug AO, et al.：Low dose methotrexate treatment in adult Still's disease. J Rheumatol 1992；19：431-435

CQ18 シクロスポリンはASDに対して有用か

推奨提示

推奨 メトトレキサートが禁忌であるか，副腎皮質ステロイドおよびメトトレキサートで十分な治療効果が得られない ASD において臨床症状の改善を目的とした治療選択肢の 1 つとして，シクロスポリン併用投与を提案する．

推奨の強さ	弱い：「実施する」ことを提案する

推奨作成の経過

本 CQ のアウトカムを成人スチル病（adult Still's disease：ASD）の症状改善，病態の改善，再発抑制，副腎皮質ステロイドの減量，感染症の増加，腎障害の悪化，消化管障害，薬剤アレルギー，薬剤の継続的服用（継続率）として，副腎皮質ステロイドの単独投与と比較したシクロスポリン併用の有効性と安全性を検討するため，3 本の症例集積研究を対象に SR が実施された．

いずれの研究でも，高用量の副腎皮質ステロイドに抵抗性の ASD で，シクロスポリン併用により 81～89% の患者で臨床症状の改善が認められた．しかしこれを裏付けるような病態の改善，再発抑制効果，副腎皮質ステロイド減量効果については評価されていなかった．ASD 患者におけるシクロスポリン併用の安全性について評価した研究はなく，シクロスポリンの継続率についても検討されていなかった．また，いずれの研究も副腎皮質ステロイド単独投与群と比較しておらず，エビデンスレベルは低かった エビデンスの強さ D（非常に弱い）．

以上から，メトトレキサート（methotrexate：MTX）が禁忌で使用できないか，副腎皮質ステロイドおよび MTX で十分な治療効果が得られない ASD 患者に対しては，臨床症状の改善を目的としたシクロスポリン併用は有用な可能性がある．ただし，シクロスポリンの安全性については他のリウマチ性疾患での使用と同様に，副作用に対する注意が必要である．シクロスポリンは ASD に対して保険適用がないことから，使用にあたってはリスクとベネフィットを熟慮し，患者・家族のインフォームド・コンセントを得るなど現場での慎重な対応が必要である．

SR レポートのまとめ

症例集積研究 3 本[1~3]を対象に，SR を実施した．

いずれの研究でも，高用量副腎皮質ステロイドに不応な ASD 症例の 81～89% に症状の改善が認められた[1~3]．しかしこれを裏付ける病態や，関連する再発抑止や副腎皮質ステロイド減量に対する評価はされていなかった．安全性については，腎障害，消化管障害に関する記載はなく，その継続率についての検討はなかった．また，いずれも副腎皮質ステロイド単独群と比較しておらず，エビデンスレベルは低かった D．

以上から，エビデンスは低いものの，シクロスポリンの併用は，治療抵抗性 ASD の症状を改善させ

る可能性があるが，その安全性に関しては不明である．

○ 引用文献リスト

Minds 4-4

採用論文

1）Franchini S, et al.：Efficacy of traditional and biologic agents in different clinical phenotypes of adult-onset Still's disease. Arthritis Rheum 2010；62：2530-2535
2）Mitamura M, et al.：Cyclosporin A treatment for Japanese patients with severe adult-onset Still's disease. Mod Rheumatol 2009；19：57-63
3）Tada Y, et al.：Nocardiosis in adult-onset Still's disease and vasculitis syndrome. Am J Med Sci 2008；336：77-80

CQ 19 ステロイド抵抗性 ASD に対して，メトトレキサートとシクロスポリンのどちらが有用か

推奨提示

 推 奨　副腎皮質ステロイド抵抗性 ASD に対して，メトトレキサートとシクロスポリンはどちらも有用な治療選択肢として提案する．

推奨の強さ	弱い：「実施する」ことを提案する
エビデンスの強さ	D：非常に弱い
費用対効果の観点からの留意事項	該当せず

推奨作成の経過

　本 CQ のアウトカムを成人スチル病（adult Still's disease：ASD）の臨床的有用性と安全性として，メトトレキサートとシクロスポリンの有効性と安全性を比較するため，4 本の後ろ向き観察研究を対象に SR が実施された．

　いずれの研究でもステロイド抵抗性 ASD に対してメトトレキサートおよびシクロスポリンが使用されていた．臨床的有用性は合計患者数がメトトレキサート 63 例，シクロスポリン 28 例で評価されそれぞれ 59% と 68% と報告され，有害事象はシクロスポリン 7 例中 3 例に関して報告されていた．しかし，メトトレキサートとシクロスポリンの臨床的有用性について直接比較した報告はないため非直接性が高く，いずれも後ろ向きコホート研究のためバイアスリスクが高く，報告結果にばらつきが大きくて深刻な非一貫性があり，症例数も少ないことから深刻な不精確性があると判断された **エビデンスの強さ D（非常に弱い）**．

　以上の結果から十分なエビデンスはないものの，副腎皮質ステロイド抵抗性ASDに対して臨床症状と病態の改善および副腎皮質ステロイド減量効果を目的としたメトトレキサートおよびシクロスポリンのどちらかの使用は有用と考えられる．一方でいずれも後ろ向き観察研究で直接比較した研究はなく，また両者とも ASD に対しては保険適用がないことから，使用にあたってはリスクとベネフィットを熟慮したうえで，患者・家族のインフォームド・コンセントを得るなど現場での慎重な対応が必要である．

　なお，『成人スチル病診療ガイドライン 2017 年版』において，CQ17 では副腎皮質ステロイド抵抗性の難治性ASDにおいてメトトレキサートの併用投与を推奨の強さは **エビデンスの強さ A（強）** とし，一方CQ18 では，シクロスポリンの併用投与を推奨の強さは **エビデンスの強さ C（弱）** とした．今回の成人スチル病診療ガイドライン 2017 年版 ［2023 年 Update］では，より踏み込んでこれら 2 剤のどちらがより有用なのか検討を試みたが，この優劣は認められずエビデンスレベルの低さから 2 剤の使用に関した推奨はどちらも **エビデンスの強さ C（弱）** とした．

SR レポートのまとめ

　4本の症例集積研究[1~4)]を対象に，SRを実施した．いずれの研究でもステロイド抵抗性 ASD に対するメトトレキサート，シクロスポリンの臨床的有用性は報告されているものの，直接的な有用性の比較はなされておらず，どちらが有用性が高いかを評価することはできなかった．有害事象については，重篤な感染症について1本の症例集積研究[4)]において言及されていた．本文献によるとシクロスポリンを投与された7例の患者のうち，1例に脳ノカルジア症，1例に肝臓ノカルジア症の発症が認められた．しかしながら重篤な感染症発生リスクにおけるメトトレキサートとシクロスポリンの比較は困難だった．

　以上から，　エビデンスの強さ D（非常に弱い）　と判断した．

🔍 引用文献リスト

採用論文

1）Riera E, et al.：Adult onset Still's disease：review of 41 cases. Clin Exp Rheumatol 2011；29：331-6
2）Franchini S, et al.：Efficacy of traditional and biologic agents in different clinical phenotypes of adult-onset Still's disease. Arthritis Rheum 2010；62：2530-5
3）Iliou C：Adult-onset Still's disease：clinical, serological and therapeutic considerations. Clin Exp Rheumatol 2013；31：47-52
4）Mitamura M, et al.：Cyclosporin A treatment for Japanese patients with severe adult-onset Still's disease. Mod Rheumatol 2009；19：57-63

CQ20 疾患修飾性抗リウマチ薬は，ASD の関節炎に対して有用か

推奨提示
Minds 5-3

 推奨　メトトレキサートが禁忌であるか，副腎皮質ステロイドおよびメトトレキサートで十分な治療効果が得られない ASD 患者の関節炎に対して，個々の患者のリスクとベネフィットを考慮した疾患修飾性抗リウマチ薬の追加併用を提案する.

推奨の強さ	弱い：「実施する」ことを提案する

推奨作成の経過
Minds 5-4

本 CQ のアウトカムを成人スチル病（adult Still's disease：ASD）における関節炎の改善，再発抑制，副腎皮質ステロイドの減量，薬剤アレルギー，薬剤の継続的服用（継続率）として，副腎皮質ステロイドの単独投与と比較した疾患修飾性抗リウマチ薬（disease modifying anti-rheumatic drugs：DMARDs）併用の有効性と安全性を検討するため，8 本の症例集積研究を対象に，SR が実施された.

3 本の症例集積研究において DMARDs 併用（メトトレキサート（methotrexate：MTX）を除く）は，ASD における関節炎の改善において副腎皮質ステロイド単独投与と同等あるいはそれ以上の効果があると示唆されたが，副腎皮質ステロイド単独投与群との直接比較ではなかった **エビデンスの強さ C （弱）**.ASD の再発抑制効果，副腎皮質ステロイドの減量効果，薬剤の継続率については検討されていない.

以上から，DMARDs の併用は ASD の関節炎に有用な可能性があると考えられる.ただし，エビデンスは非常に低く，保険適用がないことから，MTX が禁忌であるか，副腎皮質ステロイドおよび MTX で十分な治療効果が得られない ASD 患者において，個々の患者のリスクとベネフィットを考慮したうえで DMARDs 追加併用を考慮することとし，その適用にあたっては患者・家族のインフォームド・コンセントを得るなど現場での慎重な判断が必要である.

SR レポートのまとめ
Minds 4-10

8 本の症例集積研究[1~8]を対象に SR を実施したが，対照群を設定して直接検討したものはなかった.

3 本の症例集積研究では，DMARDs 併用は，関節炎の改善において副腎皮質ステロイド単独群と同等あるいはそれ以上に有用であったが，直接的な比較ではなかった **C**[3,4,6].再発の抑制，副腎皮質ステロイドの減量，薬剤の継続性については検討されておらず，DMARDs の有用性は不明であった **エビデンスの強さ D （非常に弱い）**.

以上から，エビデンスは低いものの，DMARDs の併用は ASD の関節炎に有用である可能性が示唆された.

🔍 引用文献リスト

採用論文

1) Riera E, et al. : Adult onset Still's disease : review of 41 cases. Clin Exp Rheumatol 2011 ; 29 : 331-336
2) Yeh HM, et al. : Adult-onset Still's disease complicated with hemophagocytic syndrome. Formos Med Assoc 2010 ; 109 : 85-88
3) Mitamura M, et al. : Cyclosporin A treatment for Japanese patients with severe adult-onset Still's disease. Mod Rheumatol 2009 ; 19 : 57-63
4) Singh S, et al. : Adult onset Still's disease : a study of 14 cases. Clin Rheumatol 2008 ; 27 : 35-39
5) Murakami K, et al. : Successful treatment of a patient with refractory adult Still's disease by tacrolimus. Mod Rheumatol 2007 ; 17 : 167-170
6) Pay S, et al. : A multicenter study of patients with adult-onset Still's disease compared with systemic juvenile idiopathic arthritis. Clin Rheumatol 2006 ; 25 : 639-644
7) Jung JH, et al. : High toxicity of sulfasalazine in adult-onset Still's disease. Clin Exp Rheumatol 2000 ; 18 : 245-248
8) Wouters JM, et al. : Adult-onset Still's disease : clinical and laboratory features, treatment and progress of 45 cases. Q J Med 1986 ; 61 : 1055-1065

CQ21 TNF 阻害薬は ASD に対して有用か

推奨提示

 推奨 TNF 阻害薬は治療抵抗性の ASD に対して有用な治療薬の選択肢の 1 つとして提案する.

推奨の強さ	弱い：「実施する」ことを提案する

推奨作成の経過

　6 つの症例集積研究および 2 つの前向き研究（従来治療抵抗性の成人スチル病（adult Still's disease：ASD）対象）において，対照群はないが TNF 阻害薬の投与による ASD の全身症状，関節症状および炎症所見の改善が報告されており，ASD の症状，病態に対して TNF 阻害薬の有効性と，副腎皮質ステロイドの減量効果が示され有用であると判断されたが **エビデンスの強さ C（弱）**，再発抑制効果については不明であった．TNF 阻害薬の効果持続に関しては，1 つの症例集積研究で IL-6 阻害薬投与群と比較して TNF 阻害薬投与群は継続率が低いことがエビデンスレベルは低いながら示唆された **エビデンスの強さ D（非常に弱い）**．有害事象に関しては，対照群との比較はないが，感染症の増加や薬剤アレルギーの増加を示唆する報告はなかったことから，ASD における TNF 阻害薬使用で感染症，マクロファージ活性化症候群，薬剤アレルギーが増加する可能性は低く，安全性においては大きな問題はないと考えた **D**．医療費負担について検討した研究はなかったため，ASD における TNF 阻害薬使用が医療費負担の増加につながるか不明であることから言及しない.

　以上のこと，および他の標準的薬剤との比較はないために，「TNF 阻害薬は治療抵抗性の ASD に対して有用な治療薬の選択肢の 1 つとして提案する」と提案することで診療ガイドライン作成グループの賛同が得られた．またその使用にあたっては，ASD に対して TNF 阻害薬は保険適用がないことから，使用に際してはリスクとベネフィットを熟慮したうえで，患者・家族のインフォームド・コンセントを得るなど現場での慎重な判断が必要である.

SR レポートのまとめ

　症例集積研究およびコホート研究[1~8]において，プラセボ群との比較はないものの，TNF 阻害薬投与による ASD の全身症状，関節症状および炎症所見の改善が報告されており，ASD の症状，病態に対して TNF 阻害薬の有効性が示唆された **C**[1~8]．再発抑制効果については報告がないため，不明である．また副腎皮質ステロイドの減量効果が示された **C**[3,6]．TNF 阻害薬は最大 28 ヵ月まで効果が持続したと報告されているが[8]，1 本の症例集積研究で IL-6 阻害薬投与群と比較して TNF 阻害薬投与群は継続率が低いことが示唆された **D**[3]．有害事象は関節リウマチ（rheumatoid arthritis：RA）に使用したときと同様に投与時反応と皮疹が多い[5,7]．感染症の報告もあるが，TNF 阻害薬を使用していない群と

比較はされていないものの，感染症の増加や薬剤アレルギーの増加を示唆する報告がなかったことから，ASD における TNF 阻害薬使用で感染症，マクロファージ活性化症候群，薬剤アレルギーが増加する可能性は低いことが示唆された**D**．医療費負担について検討した研究はなかったため，ASD における TNF 阻害薬使用が医療費負担の増加につながるかは不明である．

🔍 引用文献リスト　　　　　　　　　　　　　　　　　　　　Minds 4-4

採用論文

1）Asanuma YF, et al.：Nationwide epidemiological survey of 169 patients with adult Still's disease in Japan. Mod Rheumatol 2015；25：393-400

2）Souabni L, et al.：Possible macrophage activation syndrome following initiation of adalimumab in a patient with adult-onset Still's disease. Pan Afr Med J 2014；17：94

3）Suematsu R, et al.：Therapeutic response of patients with adult Still's disease to biologic agents：multicenter results in Japan. Mod Rheumatol 2012；22：712-719

4）Kaneko K, et al.：Exacerbation of adult-onset Still's disease, possibly related to elevation of serum tumor necrosis factor-alpha after etanercept administration. Int J Rheum Dis 2010；13：e67-69

5）Fautrel B, et al.：Tumour necrosis factor alpha blocking agents in refractory adult Still's disease：an observational study of 20 cases. Ann Rheum Dis 2005；64：262-266

6）Kokkinos A, et al.：Successful treatment of refractory adult-onset Still's disease with infliximab. A prospective, non-comparative series of four patients. Clin Rheumatol 2004；23：45-49

7）Husni ME, et al.：Etanercept in the treatment of adult patients with Still's disease. Arthritis Rheum 2002；46：1171-1176

8）Kraetsch HG, et al.：Successful treatment of a small cohort of patients with adult onset of Still's disease with infliximab：first experiences. Ann Rheum Dis 2001：60 Suppl 3：iii55-57

CQ22 治療抵抗性 ASD に対して，IL-6 阻害薬と免疫抑制薬のどちらが有用か

推奨提示

推奨	治療抵抗性 ASD に対して，IL-6 阻害薬と免疫抑制薬はどちらも有用な治療選択肢として提案する．

推奨の強さ	弱い：「実施する」ことを提案する
エビデンスの強さ	D：非常に弱い
費用対効果の観点からの留意事項	該当せず

推奨作成の経過

　治療抵抗性成人スチル病（adult Still's disease；ASD）に対して IL-6 阻害薬と免疫抑制薬の有用性を直接比較した RCT はまだ報告されていない．そのため，ASD 症例に対して IL-6 阻害薬の有効性を検討した 1 本の RCT と 2 本の後ろ向き観察研究を対象に SR を実施した．

　1 本の RCT[1]は，ステロイド抵抗性の ASD を対象にトシリズマブの有効性と安全性を検討した試験で，対照群はプラセボとなっている．トシリズマブの有効性は 4 週時（プライマリーエンドポイント）および 12 週時の ACR50 達成割合で評価された．トシリズマブ治療群の 4 週および 12 週時の ACR50 達成割合はプラセボ群と比較して高かったものの，統計学的有意差はなく primary endpoint を満たさなかった．次に，参考文献として 2 本の観察研究[2,3]が採用された．トシリズマブ治療群における ASD の再燃率を，トシリズマブや免疫抑制薬を含むすべての治療症例と比較した観察研究では，トシリズマブによる ASD の再燃抑制効果が示されている[2]．また，大量の副腎皮質ステロイドおよび/あるいは 1 種類以上の免疫抑制薬に抵抗性で生物学的製剤による治療を受けた ASD 症例の観察研究において，トシリズマブ治療群の薬剤継続率は TNF 阻害薬治療群と比較して有意に高かった[3]．ASD に対する免疫抑制薬の有用性について，この SR では示されていないが，『ASD 診療ガイドライン 2017 年版』の，CQ17 および CQ18 で示しており，その推奨作成の経過を参照いただきたい．CQ17 では副腎皮質ステロイド抵抗性の難治性 ASD においてメトトレキサートの併用を推奨 エビデンスの強さ A（強），CQ18 ではメトトレキサートが禁忌か副腎皮質ステロイドおよびメトトレキサートで十分な治療効果が得られない ASD にシクロスポリンの併用を提案されている．今回の『成人スチル病診療ガイドライン 2017 年版（2023 年 Update）』では，これらの免疫抑制薬と比較して IL-6 阻害薬が治療抵抗性 ASD に対して有用か検討したが，唯一の RCT の比較対象がプラセボで非直接性が高いために優劣を示せず，エビデンスレベルの低さから本 CQ に対する適切な回答は得られなかった エビデンスの強さ D（非常に弱い）．そのため，IL-6 阻害薬と免疫抑制薬の使用に関した推奨の強さはどちらも弱いとした．なお，IL-6 阻害薬はトシリズマブのみが保険適用であるが，免疫抑制薬は ASD に対して保険適用がないことから，

使用にあたってはリスクとベネフィットを熟慮したうえで，患者・家族のインフォームド・コンセントを得るなど現場での慎重な判断が必要である．

SR レポートのまとめ

　まず，IL-6 阻害薬と免疫抑制薬を直接比較した RCT は存在しない．ASD 症例に対して IL-6 阻害薬を対象とした唯一の RCT[1]は，バイアスリスクは推奨には大きな影響を与えないものの，対照群がプラセボとなっているため，非直接性に重大な影響を及ぼした．一方，観察研究については Nishina らの報告[2]は PICO には合致する唯一の報告であり，非直接性の影響が低く，本 CQ における重要な参考文献と考えた．また，Suematsu らの報告[3]は対照が他の生物学的製剤のため非直接性がみられるが，参考文献として採用した．有効性のアウトカムは，RCT での評価項目である 4 週および 12 週での ACR50 達成割合としたが，12 週での ACR50 達成割合はプラセボと比して有意差がみられたが，プライマリーエンドポイントである 4 週での ACR50 達成割合は満たさなかった[1]．重篤な有害事象についてはトシリズマブ群で認められなかったものの，比較対象はプラセボであることから免疫抑制薬と比較することは困難であった[1]．医療費負担の増加については RCT，観察研究ともに記載がなかった．以上から，唯一の RCT の比較対象がプラセボであることから，非直接性が高いため，本 CQ への回答は困難であり，エビデンスの強さ D（非常に弱い）と考える．本 CQ は Future Research Question として，CQ に回答するには IL-6 阻害薬と免疫抑制薬を直接比較した RCT が施行されることが必要である．

引用文献リスト

採用論文

1）Kaneko Y. et al.：Tocilizumab in patients with adult-onset still's disease refractory to glucocorticoid treatment：a randomised, double-blind, placebo-controlled phase III trial. Ann Rheum Dis 2018；77：1720-1729
2）Nishina N et al.：The effect of tocilizumab on preventing relapses in adult-onset Still's disease：A retrospective, single-center study. Mod Rheumatol 2015；25：401-404
3）Suematsu R, et al.：Therapeutic response of patients with adult Still's disease to biologic agents：multicenter results in Japan. Mod Rheumatol 2012；22：712-719

旧CQ21 IL-6 阻害薬は ASD に対して有用か

推奨提示 Minds 5-3

 推奨 IL-6 阻害薬は治療抵抗性の ASD に対して有用な治療薬の選択肢として提案する.

推奨の強さ	弱い：「実施する」ことを提案する

推奨作成の経過 Minds 5-4

本 CQ に対して 7 本の症例集積研究を対象に SR を実施した. プラセボと比較した研究結果はないが, IL-6 阻害薬による成人スチル病（adult Still's disease：ASD）の症状, 病態の改善および副腎皮質ステロイドの減量に有効であることが示唆された エビデンスの強さ C（弱）. 1 本の症例集積研究で IL-6 阻害薬治療開始前と比較して, 治療後に再発率が低下しており, 再発抑制効果が認められた.

IL-6 阻害薬による感染症の増加, マクロファージ活性化症候群の誘発, 薬剤アレルギーについてプラセボと比較した研究結果はなく, 因果関係を示した報告はなかった.

1 本の症例集積研究で継続率について検討されていた. IL-6 阻害薬（トシリズマブ）投与群（90.9%）は TNF 阻害薬（エタネルセプト）投与群（25%）および TNF 阻害薬（インフリキシマブ）投与群（11.1%）と比べて最終受診時の継続率が高かった（follow-up 期間：0.2～15.4 年）. 医療費負担増加について検討した報告はなかった. 以上より, 現時点では保険適用は認められずエビデンスレベルは高くはないものの, IL-6 阻害薬は ASD の症状, 病態の改善効果, 副腎皮質ステロイド減量効果, ASD の再発抑制効果があることが示唆された. ここで問題になったのは, IL-6 阻害薬の成人発症スチル病（adult oneset Still's disease：AOSD）に対する治療推奨レベルの設定であった. 上記したように他の生物学的製剤と比較して IL-6 阻害薬は有効であること, AOSD は全身型若年性特発性関節炎（juvenile idiopathic arthritis：JIA）と同様の病態と推定され, その保険適用薬に IL-6 阻害薬があることから, 推奨レベルは「強く推奨する」とする意見があった. 一方, 標準的治療薬である副腎皮質ステロイドや副腎皮質ステロイドに併用する場合のある免疫抑制薬と IL-6 阻害薬を比較した質の高いエビデンスは認めず, 現時点では「提案する」とする意見もあり, 当初合意が得られなかった. 最終的には, エビデンスレベルなどを考慮して「提案する」で一致した. ただし, 今後 IL-6 阻害薬の有効性を示すエビデンスが集積する可能性は高く, それにより推奨度が高まる可能性がある. ASD 治療における IL-6 阻害薬の位置づけとしては, 副腎皮質ステロイド低抗性または依存性の病態に対して選択する薬剤の 1 つと考えられる. 最後に, 現時点ではわが国で使用可能な IL-6 阻害薬であるトシリズマブに関しては ASD に対して保険適用がなく, その使用にあたってはリスクとベネフィットを熟慮したうえで, 患者・家族のインフォームド・コンセントを得るなど現場での慎重な判断が必要であることを強調しておく.

SR レポートのまとめ Minds 4-10

7 本の症例集積研究[1~7]を対象に SR を実施した. プラセボと比較した研究結果はないが, IL-6 阻害

薬による ASD の症状, 病態の改善および副腎皮質ステロイドの減量に有効であることが示唆された C[1~7]. 1 本の症例集積研究で IL-6 阻害薬治療開始前と比較して, 治療後に再発率が低下しており, 再発抑制効果が認められた[1].

　IL-6 阻害薬による感染症の増加, マクロファージ活性化症候群の誘発, 薬剤アレルギーについてプラセボと比較して研究結果はなく, 因果関係を示した報告はなかった.

　1 本の症例集積研究で継続率について検討されていた. トシリズマブ投与群（90.9%）はエタネルセプト投与群（25%）およびインフリキシマブ投与群（11.1%）と比べて最終受診時の継続率が高かった（follow-up 期間：0.2〜15.4 年）[6]. 医療費負担増加について検討した報告はなかった.

　以上より, IL-6 阻害薬は ASD の症状, 病態の改善効果, 副腎皮質ステロイド減量効果, ASD の再発抑制効果があることが示唆された.

🔍 引用文献リスト　　　　　　　　　　　　　　　　　　　　　　　　Minds 4-4

採用論文

1) Nishina N, et al.：The effect of tocilizumab on preventing relapses in adult-onset Still's disease：A retrospective, single-center study. Mod Rheumatol 2015；25：401-404
2) Ortiz-Sanjuán F, et al.：Efficacy of tocilizumab in conventional treatment-refractory adult-onset Still's disease：multicenter retrospective open-label study of thirty-four patients. Arthrtis Rheumatol 2014：66：1659-1665
3) Bannai E, et al.：Successful tocilizumab therapy in seven patients with refractory adult-onset Still's disease. Mod Rheumatol 2016；26：297-301
4) Cipriani P, et al.：Tocilizumab for the treatment of adult-onset Still's disease：results from a case series. Clin Rheumatol 2014；33：49-55
5) de Boysson H, et al.：Tocilizumab in the treatment of the adult-onset Still's disease：current clinical evidence. Clin Rheumatol 2013；32：141-147
6) Suematsu R, et al.：Therapeutic response of patients with adult Still's disease to biologic agents：multicenter results in Japan. Mod Rheumatol 2012；22：712-719
7) Puéchal X, et al.：Tocilizumab in refractory adult Still's disease. Arthritis Care Res（Hoboken）2011；63：155-159

CQ23 治療抵抗性 ASD に対して，IL-1 阻害薬と免疫抑制薬のどちらが有用か

推奨提示

推 奨	治療抵抗性の ASD に対して，IL-1 阻害薬は免疫抑制薬よりも有用であると提案するが，本邦における使用実態を考慮して選択する必要がある．

推奨の強さ	弱い：「実施する」ことを提案する
エビデンスの強さ	C：弱
費用対効果の観点からの留意事項	該当せず

推奨作成の経過

　本 CQ に対して，IL-1 阻害薬と免疫抑制薬を直接比較した論文はオープンラベルのランダム化比較試験 1 本のみであり，この報告を対象に SR を実施した[1]．本研究は海外で行われた IL-1 阻害薬（アナキンラ）と免疫抑制薬（メトトレキサート，アザチオプリン，レフルノミド）の有効性と安全性を比較した多施設共同研究である．プライマリーエンドポイントである 8 週時，および 24 週時の寛解率には差がなかったが，24 週時では IL-1 阻害薬投与群でやや高く，さらに 24 週時にステロイドを中止できたのは IL-1 阻害薬投与群の症例のみであった．また，IL-1 阻害薬投与群における有害事象は成人スチル病（adult still's disease：ASD）の増悪以外では注射部位反応やインフルエンザ様症状などであり，その程度は軽症であったことから，IL-1 阻害薬では特に問題となる有害事象は少ないと考えられた エビデンスの強さ C（弱）．以上の結果より，1 本のみの報告からではあるが，治療抵抗性の ASD に対して，免疫抑制薬よりも IL-1 阻害薬がより有用である可能性が高いとした．

　しかし，わが国においてはこれまで IL-1 阻害薬はほとんど使用されておらず，この SR の結果を実臨床においてそのまま適用できるかは疑問が残るとの意見があった．そのため，IL-1 阻害薬の使用に関してはわが国における使用実態を考慮して選択する必要がある．さらに IL-1 阻害薬も免疫抑制薬も ASD に対しては保険適用がないことから，使用にあたってはリスクとベネフィットを熟慮したうえで，患者・家族のインフォームド・コンセントを得るなど現場での慎重な判断が必要である．

SR レポートのまとめ

　文献検索を行ったところ，PubMed：20 件，Cochrane：25 件，医中誌：89 件，Embase：118 件（重複する 21 件は除外）の合計 231 件が収集された．1 次スクリーニングにより 228 件が除外され，3 件が収集された．2 次スクリーニングにより 2 件が除外され，1 件の RCT[1] に対して定性的システマティックレビューが行われた．

このRCTでは，腎・肝障害，貧血，基礎疾患を有する患者等が除外されており，非直接性が認められた．オープン化試験，選択バイアスがあり，バイアスリスクが認められた．RCTが1つのため非一貫性は認めず，不精確性が認められた．

検証したアウトカムは，4週の寛解，24週の寛解，24週の薬剤の継続率，52週の薬剤の継続率，24週のステロイドの減量，有害事象，QOLである．

DMARDs群と比較し，4週の寛解および24週の寛解では，IL-1阻害薬は有意差がなかったが，症例が少ないため有効である可能性が示された．RCTが1つでありエビデンス総体は C と判定した．

52週の薬剤の継続率については，24週まで継続できたIL-1阻害薬投与群11人のうち，継続試験に9人が参加した．継続試験の28週目（全体では52週目）の時点で8人がIL-1阻害薬を継続投与できていた．RCTが1つでありエビデンス総体は C と判定した．

IL-1阻害薬投与群では，3人の患者が24週でステロイド投与を中止できたが，DMARDs群では1人も中止できなかった．RCTが1つでありエビデンス総体は C と判定した．

有害事象は，DMARDs投与群で2件，IL-1阻害薬投与群で1件のdisease-flare．その他の有害事象はインフルエンザ様症状，下痢，筋肉痛などであった．RCTが1つでありエビデンス総体は C と判定した．

QOLの評価としては，IL-1阻害薬投与群は，DMARDs群に比べてSF-36のphysical health summaryの改善を達成した患者が多かった．RCTが1つでありエビデンス総体は C と判定した．

以上より推奨度は低いものの治療抵抗性ASDに対して，免疫抑制薬に比べてIL-1阻害薬の投与を支持する結果となっている．

🔍 引用文献リスト

採用論文

1）Nordström D, et al.：Beneficial effect of interleukin 1 inhibition with anakinra in adult-onset Still's disease. An open, randomized, multicenter study. J Rheumatol 2012；39：2008-2011

旧CQ22 IL-1 阻害薬は ASD に対して有用か

推奨提示

Minds 5-3

推 奨	IL-1 阻害薬は治療抵抗性の ASD に対して有用な治療薬の選択肢として提案する.

推奨の強さ	弱い：「実施する」ことを提案する

推奨作成の経過

Minds 5-4

本 CQ に対して 1 本の準 RCT，6 本の症例集積研究，7 本の症例報告を対象に SR を実施した．

非生物学的疾患修飾性抗リウマチ薬（disease modifying anti-rheumatic drags：DMARDs）投与群と比較した准 RCT 研究および症例集積研究において，IL-1 阻害薬投与群は症状および病態の改善，副腎皮質ステロイドの減量に有効である可能性が高い エビデンスの強さ C（弱）．

IL-1 阻害薬治療中あるいは，成人スチル病（adult Still's disease：ASD）の寛解達成・維持により投与を中止または減量すると ASD が再発した症例が少数報告されているものの，ほとんどの症例で約 1 年間の有効性と治療継続性（最大 4 年間）が確認されており再発抑制効果もある可能性が示唆された エビデンスの強さ D（非常に弱い）．

有害事象報告は注射部位反応および皮疹が多かったが，感染症およびマクロファージ活性化症候群は散見されるのみで IL-1 阻害薬投与により増加する可能性は低いと考えられた D．薬剤アレルギーについての報告はなく，IL-1 阻害薬投与による薬剤アレルギーは少ない可能性が示唆された D．

現在わが国では IL-1 阻害薬は ASD に対して保険適用がなく，関節リウマチ（rheumatoid arthritis：RA）など成人疾患に対しても保険適用がない．さらに日本人の ASD 患者を対象とした IL-1 阻害薬に関したエビデンスもない．

以上のことから，「IL-1 阻害薬は治療抵抗性の ASD に対して有用な治療薬の選択肢として提案する」とすることで診療ガイドライン作成グループの賛同が得られた．ただし，いずれの IL-1 阻害薬も ASD に対して保険適用がないことから，使用にあたってはリスクとベネフィットを熟慮したうえで，患者・家族のインフォームド・コンセントを得るなど現場での慎重な判断が必要である．

SR レポートのまとめ

Minds 4-10

1 本の準 RCT[1]，6 本の症例集積研究[2~7]，7 本[8~14]の症例報告を対象に SR を実施した．

非生物学的 DMARDs 投与群と比較した准 RCT 研究および症例集積研究において，IL-1 阻害薬投与群は症状および病態の改善[1~7]，副腎皮質ステロイドの減量[1,2,4~7]に有効である可能性が高い C．

IL-1 阻害薬治療中あるいは，ASD の寛解達成・維持により投与を中止または減量すると ASD が再発した症例が少数報告されているものの，ほとんどの症例で約 1 年間の有効性と治療継続性（最大 4 年間）が確認されており再発抑制効果もある可能性が示唆された D[1~14]．

有害事象報告は注射部位反応および皮疹が多かったが[2,4]，感染症およびマクロファージ活性化症候

群は散見されるのみで IL-1 阻害薬投与により増加する可能性は低いと考えられた🅳. 薬剤アレル
ギーについての報告はなく，IL-1 阻害薬投与による薬剤アレルギーは少ない可能性が示唆された🅳.

🔍 引用文献リスト Minds 4-4

採用論文

1) Nordström D, et al.：Beneficial effect of interleukin 1 inhibition with anakinra in adult-onset Still's disease. An open, randomized, multicenter study. J Rheumatol 2012；39：2008-2011
2) Ortiz-Sanjuán F, et al.：Efficacy of Anakinra in Refractory Adult-Onset Still's Disease：Multicenter Study of 41 Patients and Literature Review. Medicine（Baltimore）2015；94：e1554
3) Gerfaud-Valentin M, et al.：Adult-onset still disease：manifestations, treatment, outcome, and prognostic factors in 57 patients. Medicine（Baltimore）2014；93：91-99
4) Giampietro C, et al.：Anakinra in adult-onset Still's disease：long-term treatment in patients resistant to conventional therapy. Arthritis Care Res（Hoboken）2013；65：822-826
5) Iliou C, et al.：Adult-onset Still's disease：clinical, serological and therapeutic considerations. Clin Exp Rheumatol 2013；31：47-52
6) Laskari K, et al.：Efficacy and long-term follow-up of IL-1R inhibitor anakinra in adults with Still's disease：a case-series study. Arthritis Res Ther 2011；13：R91
7) Lequerré T, et al.：Interleukin-1 receptor antagonist（anakinra）treatment in patients with systemic-onset juvenile idiopathic arthritis or adult onset Still disease：preliminary experience in France. Ann Rheum Dis 2008；67：302-308
8) Banse C, et al.：Reactive macrophage activation syndrome possibly triggered by canakinumab in a patient with adult-onset Still's disease. Joint Bone Spine 2013；80：653-655
9) Kontzias A, et al.：The use of Canakinumab, a novel IL-1β long-acting inhibitor, in refractory adult-onset Still's disease. Semin Arthritis Rheum 2012；42：201-205
10) Loh NK, et al.：Successful treatment of macrophage activation syndrome complicating adult Still disease with anakinra. Intern Med J 2012；42：1358-1362
11) Petryna O, et al.：IL-1 Trap rilonacept in refractory adult onset Still's disease. Ann Rheum Dis 2012；71：2056-2057
12) Naumann L, et al.：IL1-receptor antagonist anakinra provides long-lasting efficacy in the treatment of refractory adult-onset Still's disease. Ann Rheum Dis 2010；69：466-467
13) Kalliolias GD, et al.：Anakinra treatment in patients with adult-onset Still's disease is fast, effective, safe and steroid sparing：experience from an uncontrolled trial. Ann Rheum Dis 2007；66：842-843
14) Fitzgerald AA, et al.：Rapid responses to anakinra in patients with refractory adult-onset Still's disease. Arthritis Rheum 2005；52：1794-1803

CQ24 TNF 阻害薬，IL-6 阻害薬，IL-1 阻害薬以外に ASD に対して有用な生物学的製剤は存在するか

推奨提示

Minds 5-3

| 推奨 | TNF 阻害薬，IL-6 阻害薬，IL-1 阻害薬以外に ASD に対して有用な生物学的製剤として，アバタセプトおよびリツキシマブを提案する． |

| 推奨の強さ | 弱い：「実施する」ことを提案する |

推奨作成の経過

Minds 5-4

　本 CQ に対して 4 本の症例報告を対象に SR を実施した．2 本の症例報告でアバタセプト，他の 2 本の症例報告でリツキシマブの有効性が報告されているが，プラセボと比較した研究結果はない．成人スチル病（adult Still's disease：ASD）の症状，病態に対してアバタセプト，リツキシマブの有効性は示唆された エビデンスの強さ D（非常に弱い）．また，副腎皮質ステロイドの減量効果も示された D．

　両薬剤による再発抑制効果は不明である．感染症の増加，マクロファージ活性化症候群の誘発，薬剤アレルギー，薬剤の継続率については報告されていない．以上よりエビデンスレベルは非常に弱いが，アバタセプトおよびリツキシマブは ASD の症状，病態を改善し，副腎皮質ステロイド減量効果がある可能性が示唆された．これら 2 剤は ASD に対して保険適用はない．

　以上のことから，「TNF 阻害薬，IL-6 阻害薬，IL-1 阻害薬以外に ASD に対して有用な生物学的製剤として，アバタセプトおよびリツキシマブを提案する」と提案することで，診療ガイドライン作成グループの賛同が得られた．なお，アバタセプト，リツキシマブとも ASD に対して保険適用がないことから，使用にあたってはリスクとベネフィットを熟慮したうえで，患者・家族のインフォームド・コンセントを得るなど現場での慎重な判断が必要である．

SR レポートのまとめ

Minds 4-10

　4 本の症例報告を対象に SR を実施した．2 本の症例報告でアバタセプト[1,2]，他の 2 本の症例報告でリツキシマブ[3,4]の有効性が報告されているが，プラセボと比較した研究結果はない．ASD の症状，病態に対してアバタセプト，リツキシマブの有効性は示唆された D[1~4]．また，副腎皮質ステロイドの減量効果も示された D[1~4]．

　両薬剤による再発抑制効果は不明である．感染症の増加，マクロファージ活性化症候群の誘発，薬剤アレルギー，薬剤の継続率については報告されていない．以上よりエビデンスレベルは非常に弱いが，アバタセプトおよびリツキシマブは ASD の症状，病態を改善し，副腎皮質ステロイド減量効果がある可能性が示唆された．

採用論文

1）Ostrowski RA, et al.：Refractory adult-onset still disease successfully treated with abatacept. J Clin Rheumatol 2011；17：315-317

2）Quartuccio L, et al.：Efficacy of abatacept in a refractory case of adult-onset Still's disease. Clin Exp Rheumatol 2010；28：265-267

3）Bartoloni E, et al.：Successful treatment of refractory adult-onset Still's disease with anti-CD20 monoclonal anti-body. Clin Exp Rheumatol 2009；27：888-889

4）Ahmadi-Simab K, et al.：Successful treatment of refractory adult onset Still's disease with rituximab. Ann Rheum Dis 2006；65：1117-1118

CQ25 ステロイドパルス療法は全身型若年性特発性関節炎に対して有用か

推奨提示 Minds 5-3

 ステロイドパルス療法は，特に従来治療に抵抗性を示す症例や病態の早期抑制に有用であることを提案する．

推奨の強さ	弱い：「実施する」ことを提案する

推奨作成の経過 Minds 5-4

ステロイドパルス療法の有用性を副腎皮質ステロイド内服と比較した論文が収集・スクリーニングされ，最終的に1本の症例集積研究と1本の前向き症例対照研究に対して，SR が行われた．有効性については，いずれの研究でも症状や病態の改善に有効であることが示されたが，症例対照研究において，ステロイドパルス療法，特に従来治療抵抗例や重症例の症状，病態の改善に有効で，経口連日内服群と比べて早期に CRP 低下がみられることが示された エビデンスの強さ C（弱）．

安全性については，症例集積研究で一時的に高血圧症を増加させる可能性が指摘されたが，経口連日内服群と比較した症例対照研究においては，中・長期的には高血圧や耐糖能異常を悪化させる可能性は低く，BMI（body mass index）にも差がないことが示された C．また感染症の増加，ステロイド性骨粗鬆症や脂質異常，入院期間の短縮に関するエビデンスは得られなかった エビデンスの強さ D（非常に弱い）．

SR レポートのまとめ Minds 4-10

文献検索から得られた文献に加えて，2011年に発表された米国リウマチ学会（American College of Rheumatology：ACR）の若年性特発性関節炎（juvenile idiopathic arthritis：JIA）に関する recommendation[1]およびその 2013年の改訂[2]において副腎皮質ステロイドの項で参照されていた2本の論文についてスクリーニングを行い，最終的に1本のステロイドパルス療法の症例集積研究[3]，および1本の治療開始時のステロイドパルス療法の有無を前向きに比較した症例対照研究[4]について SR を実施した．

症例集積研究において従来治療抵抗群に対するステロイドパルス療法は症状，病態の改善に有効であり，また症例対照研究ではステロイドパルス療法治療開始群は，副腎皮質ステロイド経口連日内服群と比較して，早期に CRP が低下しており，病態改善に有効である可能性が示唆された C[3]．

また症例集積研究ではステロイドパルス療法により経過中に 13.3% の高血圧症を認めたが，症例対照研究においては治療開始6ヵ月・12ヵ月といった中・長期的には高血圧症，耐糖能異常を呈する症例は確認されなかった エビデンスの強さ B（中）．またステロイドパルス療法治療開始群は，経口連日内服群と比較して治療開始6ヵ月時点での BMI に差はなく，肥満を含めた Cushing 病様症候は少ない可能性が示唆され C，この点についてはステロイドパルス療法群において治療開始6ヵ月時点でのス

テロイドの累積投与量が有意に少なかったことが影響した可能性が考えられる[4].

　一方で再発抑制，感染症，脂質異常，入院期間に関する明確なエビデンスは得られなかった**D**.

　以上の結果，エビデンスは弱いがステロイドパルス療法は全身型若年性特発性関節炎（juvenile idiopathic arthritis：JIA）の改善に有用であり，特に従来治療抵抗性を示す場合や早期の病態抑制に効果がある可能性があり，また明確な副作用の増加も認められない可能性が高い**C**.

🔍 引用文献リスト　　　　　　　　　　　　　　　　　　　　　　Minds 4-4

採用論文

1）Beukelman T, et al.：2011 American College of Rheumatology recommendations for the treatment of juvenile idiopathic arthritis：initiation and safety monitoring of therapeutic agents for the treatment of arthritis and systemic features. Arthritis Care Res（Hoboken）2011；63：465-482

2）Ringold S, et al.：2013 update of the 2011 American College of Rheumatology recommendations for the treatment of juvenile idiopathic arthritis：recommendations for the medical therapy of children with systemic juvenile idiopathic arthritis and tuberculosis screening among children receiving biologic medications. Arthritis Rheum 2013；65：2499-2512

3）Aghighi Y, et al.：Efficacy of methylprednisolone pulse therapy in children with rheumatoid arthritis. Clin Rheumatol 2008；27：1371-1375

4）Picco P, et al.：6-methylprednisolone 'mini-pulses'：a new modality of glucocorticoid treatment in systemic onset juvenile chronic arthritis. Scad J Rheumatol 1996；25：24-27

CQ 26　全身型若年性特発性関節炎において有用な免疫抑制薬はあるか

推奨提示
Minds 5-3

推奨

(1) 従来治療抵抗性を示す全身型若年性特発性関節炎において，シクロスポリンの併用は関節症状，発熱，炎症病態，特にマクロファージ活性化症候群の病態抑制，副腎皮質ステロイド減量において，有用であることを提案する．

(2) 従来治療抵抗性を示す全身型若年性特発性関節炎において，メトトレキサートの併用は，関節病態，全身病態，副腎皮質ステロイド減量において，有用性に乏しいことを提案する．

推奨の強さ	(1) 弱い：「実施する」ことを提案する (2) 弱い：「実施する」ことを提案する

推奨作成の経過
Minds 5-4

　従来治療抵抗性全身型若年性特発性関節炎（juvenile idiopathic arthritis：JIA）においては，副腎皮質ステロイドに免疫抑制薬が追加併用されるが，その有用性について，メトトレキサート（methotrexate：MTX）およびカルシニューリン阻害薬の文献 16 本が収集され，スクリーニングが実施された．その結果，MTX に関する 2 本の RCT 研究と，シクロスポリンに関する 5 本の症例集積研究で SR が行われた．なお，タクロリムスについてはエビデンスを備えた文献は確認されなかった．

　MTX については，プラセボ群と比較して全身症状，CRP，赤血球沈降速度の改善が認められず，また再発抑制，マクロファージ活性化症候群の減少，関節障害の抑止に対するエビデンスはなかった．

　以上から，全身型 JIA における MTX の有用性は確認できなかった　エビデンスの強さ B（中）．

　シクロスポリンについては，対照群との比較がないものの，関節症状，発熱，特にマクロファージ活性化症候群に有効である可能性が示された　エビデンスの強さ C（弱）．また，シクロスポリン開始前後の経過から，副腎皮質ステロイド減量効果を有する可能性が指摘された C．一方，再発抑制，感染症，マクロファージ活性化症候群の減少，関節障害の抑止に関しては明確なエビデンスは認めなかった　エビデンスの強さ D（非常に弱い）．

　以上から，シクロスポリンは全身型 JIA に有用で，特にマクロファージ活性化症候群や副腎皮質ステロイド減量が困難な従来治療抵抗例に有用である可能性が示された C．

　なお MTX については関節症状を伴う JIA に対して保険適用を有するのに対して，シクロスポリンは保険適用がない．したがってシクロスポリンの使用にあたってはリスクとベネフィットを熟慮したうえで，患者・家族のインフォームド・コンセントを得るなど現場での慎重な判断が必要である．

SR レポートのまとめ
Minds 4-10

　文献検索から得られた文献に加えて，2011 年に発表された米国リウマチ学会（American College of Rheumatology：ACR）の JIA に関する recommendation[1] およびその 2013 年の改訂[2] において MTX およ

びカルシニューリン阻害薬の項で参照されていた16本の論文についてスクリーニングを行い，最終的にMTXに関する2本のRCT[3,4]，およびシクロスポリンに関する5本の症例集積研究[5~9]についてSRを実施した．なお，タクロリムスに関するエビデンスとなるような文献は確認されなかった．

MTXについては，RCTにおいてJIA全体で解析した場合にはプラセボに対して有意な関節症状，および医師による全般評価の改善が確認されるが，全身型に限定した場合にはサンプルサイズも影響してか，有意な関節症状や全身症状の改善が認められず，またCRP，赤血球沈降速度の有意な改善も認められず，効果に乏しい可能性が示唆された🅑[3,4]．また1つのRCTにおいて副腎皮質ステロイドの減量効果は認められなかった🅒[3]．再発抑制，感染症，マクロファージ活性化症候群の減少，関節障害の抑止に関するエビデンスはなかった🅓．以上から，MTXはJIA全体で評価した場合には有効性が確認されるが，全身型JIAに対しての有効性は乏しいことが示唆された🅒．

シクロスポリンについては，5本の症例集積研究においていずれも対照群が存在していないために判定が困難であるが，関節症状，発熱，炎症病態やマクロファージ活性化症候群の病態に対して有効である可能性が示唆された🅒[5~9]．特にマクロファージ活性化症候群に対する投与では速やかな病態の改善が報告されていた🅒[8]．また治療前後の比較から副腎皮質ステロイドの減量効果を有する可能性も示唆された[6]．再発抑制，感染症，マクロファージ活性化症候群の減少，関節障害の抑止に関するエビデンスはなかった🅓．

以上から，シクロスポリンは全身型JIAにおいて症状，病態の改善，および副腎皮質ステロイドの減量において有効である可能性があり，特にマクロファージ活性化症候群の病態改善において有効性である可能性が示唆された🅒．

🔍 引用文献リスト　　　　　　　　　　　　Minds 4-4

採用論文

1）Beukelman T, et al.：2011 American College of Rheumatology recommendations for the treatment of juvenile idiopathic arthritis：initiation and safety monitoring of therapeutic agents for the treatment of arthritis and systemic features. Arthritis Care Res（Hoboken）2011；63：465-482

2）Ringold S, et al.：2013 update of the 2011 American College of Rheumatology recommendations for the treatment of juvenile idiopathic arthritis：recommendations for the medical therapy of children with systemic juvenile idiopathic arthritis and tuberculosis screening among children receiving biologic medications. Arthritis Rheum 2013；65：2499-2512

3）Woo P, et al.：Randomized, placebo-controlled, crossover trial of low-dose oral methotrexate in children with extended oligoarticular or systemic arthritis. Arthritis Rheum 2000；43：1849-1857

4）Giannini EH, et al.：Methotrexate in resistant juvenile rheumatoid arthritis. Results of the U. S. A. -U. S. S. R. double-blind, placebo-controlled trial. The Pediatric Rheumatology Collaborative Study Group and The Cooperative Children's Study Group. N Engl J Med 1992；326：1043-1049

5）Ruperto N, et al.：Cyclosporine A in juvenile idiopathic arthritis. Results of the PRCSG/PRINTO phase Ⅳ post marketing surveillance study. Clin Exp Rheumatol 2006；24：599-605

6）Gerloni V, et al.：Efficacy and safety profile of cyclosporin A in the treatment of juvenile chronic（idiopathic）arthritis. Results of a 10-year prospective study. Rheumaology（Oxford）2001；40：907-913

7）Reiff A, et al.：Preliminary evidence for cyclosporin A as an alternative in the treatment of recalcitrant juvenile rheumatoid arthritis and juvenile dermatomyositis. J Rheumatol 1997；24：2436-2443

8）Mouy R, et al.：Efficacy of cyclosporine A in the treatment of macrophage activation syndrome in juvenile arthritis：report of five cases. J Pediatr 1996；129：750-754

9）Pistoia V, et al.：Cyclosporin A in the treatment of juvenile chronic arthritis and childhood polymyositis-dermatomyositis. Results of a preliminary study. Clin Exp Rheumatol 1993；11：203-208

推奨提示

推奨

(1) 従来治療抵抗性を示す全身型若年性特発性関節炎において，トシリズマブとカナキヌマブは，症状・病態の改善について有用で，副腎皮質ステロイド減量効果・成長改善効果があると推奨する．

(2) 従来治療抵抗性を示す全身型若年性特発性関節炎において，エタネルセプトとアバタセプトは，全身症状を伴わず関節炎が主体の病態の治療選択肢の1つとして提案する．

推奨の強さ

(1) 強い：「実施する」ことを推奨する
(2) 弱い：「実施する」ことを提案する

推奨作成の経過

　本 CQ に対してトシリズマブに関する 7 本（RCT 3 本，準 RCT 1 本，コホート研究 3 本），アナキンラに関する 7 本（RCT 1 本，症例集積研究 6 本），カナキヌマブに関する 2 本（RCT 1 本，症例集積研究 1 本），リロナセプトに関する 1 本（準 RCT 1 本），TNF 阻害薬に関する 2 本（症例集積研究 2 本），アバタセプトに関する 2 本（RCT 1 本，症例集積研究 1 本）の論文について薬剤ごとに SR を実施した．これらの論文は，従来治療に抵抗性を示す全身型若年性特発性関節炎(juvenile idiopathic arthritis：JIA) を対象としていた．

　プラセボ群と比較して，トシリズマブ，アナキンラ，カナキヌマブ，リロナセプトは症状・病態について有意な改善効果がみられた．トシリズマブではメタアナリシスにおいても $P<0.00001$，RR 3.93（95% CI：2.42-6.40）と有意な改善効果が確認された エビデンスの強さ A（強）．またトシリズマブにおいて病態改善効果・副腎皮質ステロイド減量効果・成長改善効果・関節障害改善効果が エビデンスの強さ B（中），カナキヌマブにおいて病態改善効果・副腎皮質ステロイド減量効果が確認された B．マクロファージ活性化症候群・薬剤フリー寛解・医療費・併用する免疫抑制薬の減量については確認されていない．アナキンラでは病態改善効果 B とマクロファージ活性化症候群に対する有効性が示され エビデンスの強さ C（弱），リロナセプトで病態改善効果が示された B が，両者はわが国未発売薬のため今回の推奨文には含めていない．TNF 阻害薬は発熱などの全身症状に対し効果が乏しく C，アバタセプトでは全身症状に対し投与された報告がなかった エビデンスの強さ D（非常に弱い）．一方トシリズマブのメタアナリシスにおいて $P=0.0001$，RR 2.25（95% CI：1.48-3.41）と，プラセボ群と比較して有意な感染症増加が認められた C．ただし他の薬剤では同様のメタアナリシスはなされておらず，併用薬の影響も検討されていないため，トシリズマブのみが有意な感染症リスク上昇因子とは結論できない．副腎皮質ステロイドによる成長障害が大きな問題である小児では，副腎皮質ステロイド減量効果は症状・病態改善効果と同等の重要性をもつ．以上より，従来治療抵抗性を示す全身型 JIA の治療において，トシリズマブおよびカナキヌマブは症状・病態の改善と副腎皮質ステロイド減量効果・成長改善効果に有用と考える B．ただし感染症の発生には注意を要する C．

　全身型 JIA では，全身症状が落ち着いた後に関節炎のみが遷延する病態がある．エタネルセプトで

治療を開始し，無効例についてはインフリキシマブまたはアダリムマブに変更した症例集積研究では TNF 阻害薬の投与は症状・病態の改善に効果があり，特に全身症状を伴わない症例で改善効果が高かった**C**. 別のエタネルセプトを投与された症例集積研究では副腎皮質ステロイドの減量効果がみられた**C**. 再発抑制，マクロファージ活性化症候群，薬剤フリー寛解，医療費，併用する免疫抑制薬の減量，関節障害については確認されていない**D**. インフリキシマブおよびアダリムマブをエタネルセプトと同じ条件で比較した文献はなく，前 2 者の有効性に関する評価は限定的と考える．全身症状を伴わず関節炎が主体の症例に対しアバタセプトを投与した研究では，プラセボ群との比較はないものの，症状・病態の改善に効果がみられた**C**. 再発の有無をみた研究では，プラセボ群と比較してアバタセプト群で有意に関節炎再発率が低かった**B**. マクロファージ活性化症候群，薬剤フリー寛解，医療費，併用する免疫抑制薬の減量，関節障害については確認されていない**D**. 以上をまとめると，従来治療抵抗性を示す全身型 JIA の治療において，全身症状が落ち着いた後に関節炎が遷延する場合，エタネルセプトなどの TNF 阻害薬およびアバタセプトは治療の選択肢の 1 つになり得ると考える**C**. なお，推奨文では JIA に対する適用とエビデンスの観点からエタネルセプトを採用した．

　なお全身型 JIA の全身症状と関節炎の両方に保険適用を有するのはトシリズマブ（静注）のみである．多関節に活動性を有する JIA に対して保険適用されているエタネルセプトとアダリムマブは，全身型 JIA では全身症状が安定し，多関節炎が主症状の場合に限り投与が認められているが，全身症状に対しては保険適用がない．またこれら以外の生物学的製剤については，全身型 JIA に対しては保険適用がないため，その使用にあたっては，リスクとベネフィットを熟慮したうえで，患者・家族のインフォームド・コンセントを得るなど現場での慎重な判断が必要である．

SR レポートのまとめ　　　　　　　　　　Minds 4-10

　文献検索から得られた文献に加えて，2013 年に発表された米国リウマチ学会（American College of Rheumatology：ACR）の JIA に関する改訂 recommendation[1]において全身症状と認める全身型 JIA に対する生物学的製剤の検討に使用された 27 本の論文についてスクリーニングを行い，最終的に IL-6 阻害薬としてトシリズマブに関する 7 本の論文[2~8]，IL-1 阻害薬としてアナキンラに関する 7 本の論文[9~15]，カナキヌマブに関する 2 本の論文[16,17]，リロナセプトに対する 1 本の論文[18]，TNF 阻害薬に関する 2 本の論文[19,20]，T 細胞選択的共刺激調整剤としてアバタセプトに関する 2 本の論文[21,22]について薬剤ごとに SR を実施した．

　抗ヒト IL-6 受容体モノクローナル抗体であるトシリズマブについては，3 本の RCT[2~4]，1 本の準 RCT[5]，3 本のコホート研究[6~8]について検討した．pediatric American College of Rheumatology critreria for JIA の 30%（ACR pedi 30）改善率を指標とした症状，病態の改善効果については，特に RCT においてプラセボ群に対してトシリズマブ投与による有意な改善を認めており，2 本の RCT を用いた 12 週時点での ACR pedi 30 改善率に関するメタアナリシスにおいても $P < 0.00001$，RR 3.93（95% CI：2.42-6.40）で有意な改善効果が確認された**A**[2,3]. 1 本の RCT では，トシリズマブによる副腎皮質ステロイドの減量効果が検討されており，有意な減量効果が確認された**B**[4]. 1 本の RCT では，トシリズマブが成長に与える影響が評価されており，全身型 JIA の症例では baseline において平均-2.2 SD の成長障害を認めていたが，トシリズマブ投与によって健常児平均と比較して有意な身長増加が確認された**B**[4]. 2 つの観察研究では，トシリズマブによる関節障害の改善も確認されている**B**[7,8]. 一方で，感染症については 2 つの RCT においてトシリズマブ投与による有意な感染症の増加が確認され，メタアナリシスにおいて $P = 0.0001$，RR 2.25（95% CI：1.48-3.41）と有意なリスク増加が認められた**C**[2,3]. 今回評価対象とした論文において再発抑制，薬剤フリー寛解，マクロファージ活性化症候群，医療費負担の増加，併用する免疫抑制薬の中止に関するエビデンスは確認されなかった．以上から，トシリ

ズマブは全身型JIAの症状，病態改善に有効であり，副腎皮質ステロイドの減量効果，成長遅延の改善効果，関節障害の改善効果などを有していると考えられるが，一方で感染症を増加させることが示唆された**B**.

IL-1阻害薬としては，アナキンラ，カナキヌマブ，リロナセプトについて検討した．IL-1受容体拮抗薬であるアナキンラについては1本のRCT[9]，6本の症例集積研究[10〜15]について検討した．1本のRCTでは，ACR pedi 30改善に体温38℃未満1週間以上を加えたmodified ACR pedi 30改善率を指標とした症状，病態の改善効果については，プラセボ群と比較して有意な改善を認めた**A**[9]．2本の症例集積研究では，対照群は設定されていないが，全身型JIAに合併したマクロファージ活性化症候群に対してアナキンラが奏効しており，有効性が示唆された**C**[14,15]．またRCTでは，プラセボ群との間で感染症の発症に関して有意な増加は認められなかった[9]．アナキンラにおいて再発抑制，副腎皮質ステロイド減量，薬剤フリー寛解，成長改善効果，医療費負担の増加，免疫抑制薬中止，関節障害の改善に関するエビデンスは確認されなかった．ヒト型抗ヒトIL-1βモノクローナル抗体であるカナキヌマブについては，1本のRCT[16]，1本の症例集積研究[17]について検討した．1本のRCTでは，上記のmodified ACR pedi 30改善率を指標とした症状，病態の改善効果については，プラセボ群に対して有意な改善を認め，プラセボ群との比較はないがCRP，フェリチンなどの血液検査所見の改善も認めた**B**[16]．1本のRCTでは，ACR pedi 30改善達成後にカナキヌマブ継続群とプラセボ群を比較しており，カナキヌマブ継続群での有意な再発の減少を認めた**B**[16]．1本のRCTおよび1本の症例集積研究において，プラセボ群との比較はないが，カナキヌマブ開始後の副腎皮質ステロイドの減量が確認された**B**[16,17]．一方，1本のRCTでは感染症についてはカナキヌマブ群で感染症合併が高頻度であったが，統計学的な有意差は認めなかった[16]．カナキヌマブにおいて薬剤フリー寛解，マクロファージ活性化症候群，成長改善効果，医療費負担の増加，免疫抑制薬の中止，関節障害に関するエビデンスは確認されなかった．IL-1受容体-Fc融合蛋白であるリロナセプトについては，1本の準RCT[18]について検討した．ACR pedi 30改善率を指標とした症状，病態の改善効果については，プラセボ群と比較して有意な改善を認め，ACR pedi 30改善に解熱，副腎皮質ステロイドの減量を加えた治療反応性の評価はプラセボ群と比較して有意に早期に達成され，また統計学的な検討は実施されていないが，CRP，フェリチンなどの低下が確認された**A**[18]．一方，感染症についてはプラセボ群との間に有意な差は認められなかった[18]．リロナセプトにおいて再発抑制，薬剤フリー寛解，マクロファージ活性化症候群，成長改善効果，医療費負担の増加，免疫抑制薬の中止，関節障害の改善に関するエビデンスは確認されなかった．以上から，IL-1阻害薬は全身型JIAの症状，病態改善に有効であり，再発抑制効果，副腎皮質ステロイドの減量効果，マクロファージ活性化症候群に対する有効性を有している可能性が考えられ，感染症の有意な増加も認められなかった**B**.

TNF阻害薬については，エタネルセプトで治療を開始して無効例についてはインフリキシマブもしくはアダリムマブへの変更した症例を含めて解析した1本の症例集積研究[19]と，エタネルセプトについて解析した1本の症例集積研究[20]について検討した．1本の症例集積研究では，TNF阻害薬投与によりACR pedi 30達成率が78%，臨床的寛解達成症例が24%であったが，開始前に全身症状を伴う症例では有意に寛解達成率が低かった**C**[19]．また1本の症例集積研究ではエタネルセプト開始前と投与後最終観察時との間で全身症状，関節痛について統計学的に有意な改善が確認されなかった[20]．1本の研究では，副腎皮質ステロイド投与量の有意な減量が確認された**C**[20]．TNF阻害薬において再発，薬剤フリー寛解，マクロファージ活性化症候群，成長改善効果，感染症，医療費負担の増加，免疫抑制薬の中止，関節障害の改善に関するエビデンスは確認されなかった．以上から，TNF阻害薬は全身型JIAの症状，病態を改善させる可能性はあるが，特に全身症状を伴う場合には有効性が限定的である可能性が示唆された**C**.

T細胞選択的共刺激調節剤としては，CTLA4-Fc融合蛋白であるアバタセプトに関する1本のRCT[21]

および 1 本の症例集積研究[22]をもとに検討したが，両研究とも全身型 JIA 症例は全体の約 20% であり，さらに RCT では全身症状を有していないことが組み入れ条件となっているため，本 SR の対象とすべき全身型 JIA の臨床像とは異なる対照群に対して実施された研究といえる．RCT，症例集積研究では，ともにプラセボ群との比較はないが，ACR pedi 30 改善率を指標とした症状，病態の改善効果が確認され，RCT では治療前との比較で有意な CRP の減少が確認された[C][21,22]．RCT では，アバタセプトで改善がみられた症例について，アバタセプト継続群とプラセボ群で再発の有無を検討し，アバタセプト継続群で有意な再発抑制効果が確認された[B][21]．また感染症の発症については，プラセボ群との間で有意な差は認められなかった[21]．アバタセプトにおいて，副腎皮質ステロイド減量，薬剤フリー寛解，マクロファージ活性化症候群，成長改善効果，医療費負担の増加，免疫抑制薬中止，関節障害の改善に関するエビデンスは確認されなかった．以上から，アバタセプトは関節症状を主体とする全身型 JIA において症状，病態の改善，および再発抑制の効果を有している可能性が示唆されたが，全身症状を有する場合のエビデンスは評価できなかった[C]．

🔍 引用文献リスト　　　　　　　　　　　　　　　　　Minds 4-4

採用論文

1）Ringold S, et al.：2013 update of the 2011 American College of Rheumatology recommendations for the treatment of juvenile idiopathic arthritis：recommendations for the medical therapy of children with systemic juvenile idiopathic arthritis and tuberculosis screening among children receiving biologic medications. Arthritis Rheum 2013；65：2499-2512

2）Yokota S, et al.：Efficacy and safety of tocilizumab in patients with systemic-onset juvenile idiopathic arthritis：a randomised, double-blind, placebo-controlled, withdrawal phase Ⅲ trial. Lancet 2008；371：998-1006

3）De Benedetti F, et al.：Randomized trial of tocilizumab in systemic juvenile idiopathic arthritis. N Engl J Med 2012；367：2385-2395

4）De Benedetti F, et al.：Catch-up growth during tocilizumab therapy for systemic juvenile idiopathic arthritis：results from a phase Ⅲ trial. Arthritis Rheumatol 2015；67：840-848

5）Woo P, et al.：Open label phase Ⅱ trial of single, ascending doses of MRA in Caucasian children with severe systemic juvenile idiopathic arthritis：proof of principle of the efficacy of IL-6 receptor blockade in this type of arthritis and demonstration of prolonged clinical improvement. Arthritis Res Ther 2005；7：R1281-1288

6）Yokota S, et al.：Therapeutic efficacy of humanized recombinant anti-interleukin-6 receptor antibody in children with systemic-onset juvenile idiopathic arthritis. Arthritis Rheum 2005；52：818-825

7）Inaba Y, et al.：Radiographic improvement of damaged large joints in children with systemic juvenile idiopathic arthritis following tocilizumab treatment. Ann Rheum Dis 2011；70：1693-1695

8）Inaba Y, et al.：Radiologic analysis of the effect of tocilizumab on hands and large joints in children with systemic juvenile idiopathic arthritis. Mod Rheumatol 2013；23：667-673

9）Quartier P, et al.：A multicentre, randomised, double-blind, placebo-controlled trial with the interleukin-1 receptor antagonist anakinra in patients with systemic-onset juvenile idiopathic arthritis（ANAJIS trial）. Ann Rheum Dis 2011；70：747-754

10）Pascual V, et al.：Role of interleukin-1（IL-1）in the pathogenesis of systemic onset juvenile idiopathic arthritis and clinical response to IL-1 blockade. J Exp Med 2005；201：1479-1486

11）Lequerré T, et al.：Interleukin-1 receptor antagonist（anakinra）treatment in patients with systemic-onset juvenile idiopathic arthritis or adult onset Still disease：preliminary experience in France. Ann Rheum Dis 2008；67：302-308

12）Zeft A, et al.：Anakinra for systemic juvenile arthritis：the Rocky Mountain experience. J Clin Rheumatol 2009；15：161-164

13）Nigrovic PA, et al.：Anakinra as first-line disease-modifying therapy in systemic juvenile idiopathic arthritis：report of forty-six patients from an international multicenter series. Arthritis Rheum 2011；63：545-555

14）Mietteunen PM, et al.：Successful treatment of severe paediatric rheumatic disease-associated macrophage activation syndrome with interleukin-1 inhibition following conventional immunosuppressive therapy：case series with 12 patients. Rheumatology（Oxford）2011；50：417-419

15）Bruck N, et al.：Rapid and sustained remission of systemic juvenile idiopathic arthritis-associated macrophage activation syndrome through treatment with anakinra and corticosteroids. J Clin Rheumatol 2011；17：23-27

16）Ruperto N, et al.：Two randomized trials of canakinumab in systemic juvenile idiopathic arthritis. N Engl J Med 2012；367：2396-2406

17）Ruperto N, et al.：A phase Ⅱ, multicenter, open-label study evaluating dosing and preliminary safety and efficacy of canakinumab in systemic juvenile idiopathic arthritis with active systemic features. Arthritis Rheum 2012 ; 64 ; 557-567

18) Ilowite NT, et al. : Randomized, double-blind, placebo-controlled trial of the efficacy and safety of rilonacept in the treatment of systemic juvenile idiopathic arthritis. Arthritis Rheumatol 2014 ; 66 ; 2570-2579

19) Russo RA, et al. : Clinical remission in patients with systemic juvenile idiopathic arthritis treated with anti-tumor necrosis factor agents. J Rheumtol 2009 ; 36 ; 1078-1082

20) Kimura Y, et al. : Etanercept treatment in patients with refractory systemic onset juvenile rheumatoid arthritis. J Rheumatol 2005 ; 32 ; 935-942

21) Ruperto N, et al. : Abatacept in children with juvenile idiopathic arthritis : a randomised, double-blind, placebo-controlled withdrawal trial. Lancet 2008 ; 372 ; 383-391

22) Ruperto N, et al. : Long-term safety and efficacy of abatacept in children with juvenile idiopathic arthritis. Arthritis Rheum 2010 ; 62 ; 1792-1802

第4章

公開後の
取り組み

① 公開後の組織体制

組織名称	公開後の対応
診療ガイドライン統括委員会	未定
診療ガイドライン作成グループ	未定
SR チーム	未定

② 導　入

要約版の作成	要約版の作成は未定
多様な情報媒体の活用	印刷版として発行する
診療ガイドライン活用の促進要因と阻害要因	関連学会（日本リウマチ学会，日本小児リウマチ学会）を通じて，日常診療への導入と活用促進を図る

③ 有効性評価

評価方法	具体的方針
関連学会（日本リウマチ学会，日本小児リウマチ学会）での使用状況の調査	アンケート調査等

④ 改　訂

項　目	方　針
実施時期	未定
実施方法	未定
実施体制	未定

索　引

欧　文

成人スチル病診療ガイドライン 2017 年版 [2023 年 Update]

ISBN978-4-7878-2586-5

2023 年 1 月 1 日　初版第 1 刷発行

成人スチル病診療ガイドライン 2017 年版
2017 年 11 月 30 日　初版第 1 刷発行

編　　集	厚生労働科学研究費補助金難治性疾患等政策研究事業自己免疫疾患に関する調査研究班
発 行 者	藤実彰一
発 行 所	株式会社診断と治療社
	〒 100-0014　東京都千代田区永田町 2-14-2　山王グランドビル 4 階
	TEL：03-3580-2750（編集）　03-3580-2770（営業）
	FAX：03-3580-2776
	E-mail：hen@shindan.co.jp（編集）
	eigyobu@shindan.co.jp（営業）
	URL：http://www.shindan.co.jp/
印刷・製本	三報社印刷株式会社

© 株式会社 診断と治療社，2023. Printed in Japan.　　　　　[検印省略]
乱丁・落丁の場合はお取り替えいたします．